AF298506

PLAN

D'UNE THÉRAPEUTIQUE

PAR

LE MOUVEMENT FONCTIONNEL.

PLAN

D'UNE THÉRAPEUTIQUE

PAR

LE MOUVEMENT FONCTIONNEL,

PAR EUGÈNE DALLY,

DOCTEUR EN MÉDECINE DE LA FACULTÉ DE PARIS.

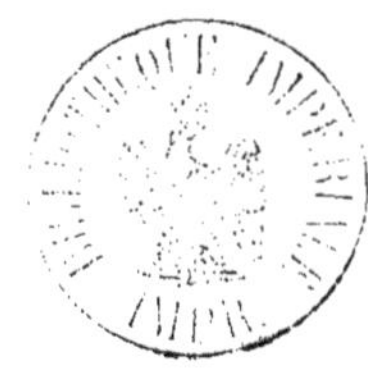

> Il faut le remarquer, du reste : quoique la science ait manqué jusqu'à présent de l'*idée générale et systématisée* de traiter les maladies par l'exercice des fonctions, on peut trouver des exemples nombreux de cet ordre de traitement.
>
> (BONNET, de Lyon.)

PARIS.

RIGNOUX, IMPRIMEUR DE LA FACULTÉ DE MÉDECINE,
rue Monsieur-le-Prince, 31.

1859

Le travail que nous soumettons à l'examen du public médical
n'est que la reproduction de la thèse inaugurale que nous avons eu
l'honneur de soutenir, le mois dernier, devant la Faculté de Médecine de Paris.

Quelle qu'ait été la bienveillance de nos juges, nous craignons
que notre pensée n'ait pas été assez développée pour être clairement
comprise.

On a paru croire que nous voulions rayer les médicaments pharmaceutiques du cadre des agents thérapiques, et n'attendre la guérison
que des influences hygiéniques. Telle n'a jamais été notre pensée;
nous espérons que l'examen de ce travail le démontrera clairement.

Mais, tout en accordant aux agents chimiques et physiques leur
juste part d'influence, nous pensons sincèrement que loin d'être le
dernier mot de la science, ils n'en sont que le bégaiement. Nous
avons cherché à établir que *la puissance des modificateurs est en
raison de la spécialité des êtres à modifier.* Ainsi le mouvement fonctionnel, caractère spécial de l'animalité, est, physiologiquement
provoqué, le plus puissant des modificateurs de l'homme ; nous
pensons que c'est par des altérations dans l'ordre, la forme ou l'intensité de ces mouvements, que les maladies se produisent : c'est
donc par le rétablissement des mouvements fonctionnels normaux
qu'on peut espérer de les guérir.

Cela posé, nous ajoutons que ces mouvements eux-mêmes, *artificiellement reproduits,* nous paraissent, leur étude une fois faite,
les agents les plus scientifiques de la guérison ; les seuls qui, à la
vue des résultats de la thérapeutique pharmaceutique, insuffisants
malgré deux mille années d'observation pure, nous laissent l'espoir

de voir se créer *la science de guérir*. Il y a loin de cette pensée à la négation de l'agent chimique ; celui-ci a sa place dans toute thérapeutique positive, mais, au point de vue où nous nous plaçons, il n'y saurait avoir la première place.

Ces quelques mots sont destinés aussi, dans notre esprit, à répondre à l'un de nos honorables juges, qui nous a reproché des longueurs inutiles dans le développement de notre idée.

Nous avons pris une base dans la synthèse la plus exacte qui ait été faite des phénomènes scientifiques ; on en trouvera le résumé dans le premier chapitre. Nous avons montré, d'après nos maîtres, la subordination des faits spéciaux aux faits généraux ; en vertu de cette subordination même, nous nous sommes cru le droit de dire que le mouvement était le modificateur le plus puissant, parce qu'il est le caractère le plus important de l'organisation. Aussi, à notre avis, c'est dans la physiologie qu'est l'avenir de la thérapeutique.

On nous a reproché enfin de n'avoir cité qu'un très-petit nombre de faits, reproche juste au fond ; mais la nature de notre travail nous dispensait, croyons-nous, de la démonstration par observations explicites. Un traité complet sur le mouvement appliqué à la thérapeutique pourrait nous fournir une occasion plus favorable à la démonstration par l'expérience des données de la théorie. Toutes nos assertions d'ailleurs, loin d'être hasardées, ont leur preuve dans ce qu'il y a de plus positif en médecine : l'anatomie et la physiologie.

Les arguments des hommes éminents qui nous jugeaient nous ont fait sentir toute notre insuffisance pour entreprendre un aussi vaste travail ; mais ils nous ont appris aussi que ces savants étaient dans la même voie, qu'ils poursuivaient les mêmes études. C'est un encouragement pour nous, c'est un espoir pour l'avenir.

Février 1859.

PLAN

D'UNE THÉRAPEUTIQUE

PAR LE

MOUVEMENT FONCTIONNEL.

CHAPITRE PREMIER.

Les sciences.

> Sans une philosophie, le savant n'est qu'un ma-
> nœuvre, et l'artiste un amuseur.
>
> (TAINE.)

1. Les sciences ont pour objet des abstractions ou des réalités.
Ampère a nommé les premières *noologiques* et les secondes *cosmo-*
logiques. La mathématique est, à notre avis, l'unique connaissance
abstraite qui mérite le nom de science : ou, pour mieux dire, ce
n'est pas une science, c'est la forme même de notre esprit ; c'est
l'instrument de la connaissance, ce n'est pas le but de nos travaux.
Les sciences proprement dites, celles qu'Ampère a appelées cosmolo-

giques (cosmologiques et biologiques, A. Comte), ont pour objet la connaissance de l'ordre substantiel, ou, si l'on veut, la connaissance des rapports des réalités entre elles, la *sériation*. A partir du moment où les faits observés sont coordonnés, classés et dénommés, il y a science. Le lien qui rattache les faits, c'est la *loi sérielle*. L'ordre selon lequel se présentent les phénomènes et leurs rapports entre eux, voilà l'unique but de la science ; la recherche des causes et des fins doit être exclue de toute philosophie positive, ou, pour mieux dire, les causes et les fins n'existent pas en dehors des faits. Il n'y a donc pas lieu à chercher les causes et les fins, mais seulement les antécédences et les conséquences.

2. Les sciences qui observent et classent les réalités ont entre elles les connexions les plus étroites, et dans les divisions que nous en avons faites, on observe une hiérarchie croissante du fait le plus général au fait le plus spécial. De la planète à l'homme, la sphère d'action des lois se restreint graduellement. A une loi générale, à laquelle rien n'échappe, s'ajoutent et se subordonnent successivement les lois physiques, les lois chimiques, les lois phytiques, les lois zoologiques, et cette complexité croissante ne s'arrête qu'à l'homme. L'existence humaine suppose donc la préexistence des faits généraux qui lui sont nécessaires et auxquels elle est subordonnée. Une division profonde, mais arbitraire, a été établie entre les trois premières et les trois dernières sciences, ou, si l'on veut, entre le règne minéral et le règne organique ; la botanique, la zoologie et l'anthropologie, ont été reconnues sous le nom de *sciences biologiques*, sans que la progression régulière des phénomènes scientifiques, la série ascendante, en existe moins pour cela. Il y a, à notre avis, des différences aussi tranchées entre une plante et un animal, qu'il y en a entre un minéral et une plante : *Natura non facit saltus.*

3. L'homme, au sommet de la série, résume en lui non-seulement toutes les lois biologiques, mais aussi toutes les lois cosmologiques proprement dites ; dans le phénomène le plus simple de son

organisation, on trouve un fait physique, l'endosmose (1), réglé par les lois des chaleurs spécifiques (2), dans le phénomème le plus complexe, l'intelligence, on ne trouve plus aucune loi des sciences élémentaires; mais on comprend que celles-ci étaient nécessaires à sa production. Que l'on remonte, en effet, de rapports en rapports, du fait spécial à l'homme aux lois générales des mondes, et l'on aura la vaste série des connaissances nécessaires au médecin (3). Aussi, envisagée de cette façon, la science médicale est réellement la science suprême; c'est à elle qu'aboutissent toutes nos connaissances; c'est pour elle que fonctionnent toutes les sciences particulières qui ne sauraient avoir d'autre but que de lui apporter leur, contingent d'observations, c'est-à-dire de servir à la connaissance de tous les faits qui se rattachent à l'existence actuelle de l'homme (4).

---

(1) Le double courant du dehors au dedans et du dedans au dehors, qui résume la vie dans sa plus simple expression (J. Béclard, *Phys.*, p. 7).

(2) «Des expériences en grand nombre nous ont appris que dans les phénomènes d'endosmose les liquides qui ont la chaleur spécifique la plus élevée marchent vers ceux qui l'ont plus petite..... La *direction* du courant d'endosmose est donc imprimée par la différence des chaleurs spécifiques. L'*intensité* du courant est-elle proportionnelle à cette différence? Oui, pour les liquides qui se mélangent en toute proportion.....» (J. Béclard, *Phys.*, p. 185 et 186.)

(3) «L'existence organique se trouve intimement subordonnée à l'existence inorganique, même planétaire, de telle sorte que quelques changements fort simples dans la constitution d'un astre empêchent d'y concevoir la vie..... Ainsi, sous l'aspect scientifique, l'étude positive de la biologie exige une profonde connaissance générale de la cosmologie, dont les principales lois dominent toujours les diverses fonctions vitales.» (A. Comte, *Pol. positive*, t. I, p. 444.)

(4) Y a-t-il quelque chose au delà de la série qui pour nous s'arrête à l'homme? Sans doute! La nature ne commence ni ne finit, et s'il y a une conception impossible, c'est celle du néant, du vide absolu. Mais le caractère propre de l'affirmation humaine, c'est de concevoir les réalités dans l'espace et dans le temps; aussi la science éloigne-t-elle la conception de l'infini, qui se retrouve dans ce qui n'est pas une science, dans ce qui n'est pas une réalité délimitée, la mathématique.

Si étroit que l'on veuille faire l'horizon de la médecine et son domaine, on est forcé de convenir que la connaissance parfaite d'un seul acte de l'économie vivante entraîne l'étude de toutes les lois primordiales auxquelles la vie est subordonnée : *ab homine nihil alienum*.

4. Si la science médicale est la connaissance de tous les faits qui se rattachent à l'existence actuelle de l'homme, elle a deux objets : l'homme et le milieu dans lequel il vit. Le milieu dans lequel vit l'homme est du ressort des sciences cosmologiques, biologiques et sociologiques. L'air l'aliment, la lumière, la chaleur, l'électricité, etc., et le milieu social dont l'influence devient chaque jour prépondérante, dans leurs rapports avec l'homme, nous fourniront un jour la clef de toutes les modifications de l'organisme, et le secret de la santé et de la maladie. Mais, en attendant que la science des milieux soit assez avancée pour nous donner ce résultat, on a créé des sciences artificielles, la pathologie, la thérapeutique et la matière médicale, sciences toutes transitoires, qui sont tellement dépendantes de la connaissance des milieux, qu'elles se résument en un mot : les modifications de l'homme; or les milieux de l'existence en sont les vraies modificateurs. Quant à l'homme lui-même, on l'étudie soit à l'état artificiel de repos, et c'est l'anatomie, soit à l'état naturel de mouvement, de vie, et c'est la physiologie. La conception biologique de la vie éloigne d'abord toute recherche des causes; la vie est une propriété de la matière (1); aller au delà, c'est se perdre dans la métaphysique et l'ontologie.

5. Cette propriété de la matière est due à son *organisation* (2),

---

(1) «La vie, dit M. Littré, est, de recherche en recherche, de découverte en découverte, rapportée à une propriété de la matière; là s'arrêtent nos connaissances et nos explications, au delà tout est suppositions gratuites» (*Phys.* de J. Müller).

(2) «La vie, dit M. le professeur Rostan, n'est autre chose que la disposition organique nécessaire au mouvement» (*Exp. des princ. de l'organicisme*, p. 94).

variable non-seulement dans chaque espèce biologique, mais aussi dans chaque espèce cosmologique (1). Une fois donnée (2), cette disposition moléculaire révèle son existence, dans le règne biologique, par une série innombrable de mouvements dont l'étude constitue le fond même de la science de l'homme. Lorsque Descartes a dit : « Donnez-moi de la matière et du mouvement, et je ferai le monde, » il a inauguré cette méthode à laquelle nous devons peut-être tous nos progrès, et qui consiste à s'interdire toute supposition sur la nature et l'essence des phénomènes ; il a vu réellement qu'un substratum matériel étant admis, il suffisait d'en varier à l'infini l'organisation pour reproduire toute la série des faits scientifiques.

6. En résumé, un substratum matériel, doué de propriétés de plus en plus complexes, et d'où résultent des lois dont la plus générale s'applique à l'existence planétaire avec tout ce qu'elle comprend, dont la plus spéciale ne s'applique qu'à l'homme : telle est la connaissance que les sciences fournissent. C'est pour avoir méconnu cette conception si grande et si simple, que l'esprit humain, au berceau, s'est laissé aller aux illusions de la théologie et de la métaphysique ; attribuant les phénomènes tantôt à de véritables entités (3), tantôt à des puissances mystérieuses moins franchement délimitées ;

---

(1) Lorsqu'une combinaison chimique a lieu, dit l'illustre Liebig, les atomes ne se pénètrent pas, mais ils se groupent dans un certain ordre, et c'est de cet ordre que dépendent les propriétés du produit ; les atomes viennent-ils à changer de place par suite d'une perturbation extérieure, ils se grouperont dans un ordre nouveau, et produiront ainsi un corps nouveau doué de propriétés différentes (Lettre 9, sur la chimie).

(2) « L'horloge, une fois montée, parcourt ses phases pendant un temps déterminé, huit jours, quinze jours, un mois, suivant sa disposition organique, c'est-à-dire suivant l'arrangement de ses ressorts » (Rostan, *loc. cit.*, p. 95).

(3) « Les êtres surnaturels et les entités cèdent peu à peu le terrain, et sont finalement culbutés par l'avancement fatal des idées positives » (Segond, *Hist. de la biologie*, p. 4).

créant d'abord une mythologie , puis une ontologie, puis enfin une étiologie essentielle ; remplaçant les dieux par des êtres et les êtres par des forces; recherchant toujours, en un mot, les prétendues causes premières, au lieu de se borner à établir les rapports des faits; et, perdu dans cette stérile et illusoire contemplation , inventant la force vitale , l'espèce morbide, la vertu spécifique, etc. etc., sorte de mythologie médicale où les réalités sont remplacées par des chimères qui mènent les agitations de l'homme (1) !

« Dans la médecine comme dans les autres sciences naturelles, nous ne connaissons que des faits, a dit M. Flourens. Nous les rapprochons, afin de saisir leurs rapports et de les classer ; nous nous élevons, par ce procédé, à des faits plus généraux que nous nommons principes ; mais ces principes ne sont en eux-mêmes que des formules de faits, ils ne sont pas des causes. C'est pour avoir méconnu pendant longtemps ce procédé de l'esprit et les bornes de sa portée, que notre science s'était lancée dans le labyrinthe de l'étude des causes immédiates des maladies , en se frayant des routes nouvelles, qui semblaient permettre une issue , et qui, sans nous y conduire jamais, finissaient toujours par nous ramener au point d'où nous étions partis » (2).

---

(1) Voyez l'art. *Ontologie* de MM. Littré et Ch. Robin. Voyez aussi, pour ce qui concerne la philosophie, A. Comte (*Syst. de polit. posit.*); pour la médecine, Broussais (*Examen des doctrines*), Piorry (*Méd. pr.*, t. 1), et Rostan, *loc. cit.*

(2) Rapport sur le prix Bréant, 31 mai 1858.

CHAPITRE II.

La thérapeutique.

> En pouvait-il être autrement, puisque
> la physiologie n'était point fondée ?
>
> (E. Littré.)

7. L'histoire de la médecine, en effet, semble n'être que celle des hypothèses qui ont été émises sur la cause des phénomènes vitaux ; ne voyant dans l'organisme que l'effet d'un principe supérieur et antérieur, de quelque nom d'ailleurs qu'on l'ait appelé, on n'a voulu voir dans les maladies qu'une altération des forces de ce même principe (1). A des altérations de force (2), la thérapeutique opposait des vertus et des essences médicamenteuses (3), sans qu'au milieu de ce conflit, l'organisme malade eût rien à voir; on méconnaissait la subordination biologique aux faits antérieurs plus généraux. L'esprit humain jouait avec les abstractions et se dispensait ainsi de toute étude positive; on fit alors pour des imaginations chimériques ce que fait la biologie pour les réalités zoologiques, et l'on créa la fièvre, le spasme, l'inflammation, etc., le fébrifuge, l'antispasmodique, l'antiphlogistique, etc. etc. (4).

8. Toutes les abstractions furent érigées en êtres de raisons, en maladies *unes*, se présentant avec la même physionomie, les mêmes

----

(1) On conçoit la célèbre définition de Barthez : «Les maladies sont des affections du principe vital.»

(2) «Selon Leibnitz, la force est essentiellement une et inaltérable» (A. Jacques, Introd.).

(3) «Les toniques, dit Barthez, accroissent directement les forces radicales du principe vital, les poisons les détruisent» (*El. de la sc. de l'h.*, t. II, p. 163).

(4) «Les faits médicaux ne sont pas des unités du même ordre, et voilà pourquoi ils ne peuvent pas être comptés» (Cruveilhier, *Anat. path.*, t. I).

traits, et offrant le plus souvent un spécifique trouvé ou à trouver ;
on divisa et subdivisa les maladies en classes, ordres, genres, et espèces, et la nosologie devint une science au même titre que la zoologie, c'est-à-dire que la maladie devint une espèce naturelle, dont,
les lésions révélaient l'existence et fournissaient les caractères. La conception biologique de l'organisation douée de propriétés n'était pas
encore possible, et l'anatomie pathologique était encore à créer. A
partir du moment où le médecin admet une force vitale antérieure
à l'organisation et voit dans cette force la cause des phénomènes
biologiques, au lieu de la voir dans le fait même de l'organisation,
il admet en même temps une pathologie vitaliste (1) et une thérapeutique vitaliste, c'est-à-dire une théorie qui n'étudie les lésions
que comme un moyen d'arriver à en connaître les causes *vitales*
immatérielles, afin de s'adresser directement à celles-ci (2), consti-
tuées en entités.

9. Ce serait une besogne oiseuse que de venir, après l'immortel
Broussais et après nos maîtres, retracer le tableau de ces illusions
nécessaires de l'esprit humain ; mais nous devons insister sur les
conséquences de l'admission, en médecine, d'un principe vital antérieur à l'organisation : il s'en faut, en effet, de beaucoup qu'elles
aient disparu de la médecine contemporaine (3). Or l'une de ces

---

(1) La vie est-elle un principe, dit M. le Dr Barnier, la maladie sera une entité ;
la vie est-elle un résultat, la maladie ne sera, elle aussi, que l'expression de nos
organes lésés (th. d'agrég., 1857).

(2) Voyez diverses citations, en note, de MM. Trousseau, Pidoux, Monneret,
Bouchut, Chauffard, etc.

(3) « L'entité maladie est aussi utile à conserver que l'entité vie. » — « Un fait qui
domine la pathologie tout entière est celui-ci : Les troubles fonctionnels n'ont pas
besoin pour exister qu'il se développe préalablement une lésion matérielle » (Monneret, *Path. gén.*, t. I, p. 17 et 59).

« L'homme, dit M. Bouchut, n'est pas un être matériel ; sa triple nature le sépare
des corps inanimés en le rapprochant du monde des esprits. »

« Il y a des éléments morbides dynamiques, constitués par le trouble des forces
vitales » (*Path. gén.*, p. 349 et 249).

conséquences en thérapeutique, c'est d'abord la doctrine qui oppose l'espèce thérapeutique à l'espèce nosologique, sans que l'organisme intervienne (1). Spécificité nosologique, spécificité thérapeutique : telle doit être, telle est d'ailleurs la méthode des vitalistes, c'est-à-dire qu'elle manque de la seule base offerte à l'étude des phénomènes vitaux, l'organisation. En d'autres termes, au lieu de réaliser scientifiquement dans l'organisme les actions fonctionnelles réciproques, elle recherche et classe les effets virtuels d'un principe étranger à la physiologie organique (2). Aussi n'est-il pas rare, même de nos jours, d'entendre dire que l'anatomie et la physiologie ne servent à rien en médecine ; et, en effet, ce n'est point par l'étude des lésions organiques, mais par une collection artificielle de symptômes (Piorry), que l'on parvient à constituer cette entité factice (Broussais), *la maladie.*

10. Eh bien ! nous le demandons, à quoi a abouti la médecine aussi longtemps qu'elle a été sous l'influence exclusive de la doctrine vitaliste et spécificiste ? aussi longtemps que séparant la maladie des lésions organiques et fonctionnelles, elle a cherché sa voie dans l'observation pure, dans l'empirisme ? Qu'y a-t-il au monde de plus incertain, de plus obscur, de plus inexact, de plus controversé, que ce que l'on appelle la thérapeutique ? Retranchez de la matière médicale les agents que le physiologisme y a introduits, y maintient, l'eau, l'électricité, le mouvement, l'hygiène ; et vous voilà

---

(1) «Par quelle voie, disent MM. Trousseau et Pidoux, la science retrouvera-t-elle la spécificité des moyens thérapeutiques, et comment pourra se reconstituer la matière médicale, anéantie par le physiologisme ? Elle se reconstituera à la faveur d'une restauration de la spécificité, la nosologie.» Et qu'entendent les auteurs par spécificité thérapeutique ? «Le caractère propre des spécifiques est d'agir par soi, *sans l'intervention de l'organisme*» (*Tr. de thér.;* Introd.).

(2) «*L'ontologie médicale* est une série de conceptions qui, séparant la pathologie de la physiologie, laisse tous les phénomènes morbides sans véritables fondements» (Littré et Ch. Robin).

désarmé contre l'immense majorité des maladies chroniques. Que faire avec la *spécificité* contre les maladies mille fois plus terribles, au total, que les épidémies, contre la phthisie, les lésions du cœur, le rhumatisme chronique, l'épilepsie, les paralysies, les ramollissements, le diabète sucré, etc. etc. ? Quant aux maladies aiguës, on sait qu'elles guérissent souvent spontanément, et l'on sait aussi de quelles ressources sont l'hygiène et la prophylaxie rationnelle des accidents.

Ouvrez les dictionnaires de thérapeutique, et vous verrez, en regard du nom d'une maladie, l'inépuisable série des agents de la matière médicale employés, sans ordre, sans lien, sans principes (1); et l'on voudrait encore aujourd'hui recourir à cette stérile méthode pour constituer une thérapeutique positive! Quoi! parce que le quinquina et le vaccin jouissent d'une efficacité réelle, et que leur action physiologique est inconnue, on imposerait à la médecine une méthode spécifique et vitaliste? Deux mille ans d'expérience ne suffisent pas pour démontrer l'inanité de l'observation pure en thérapeutique! Et l'on nous donne le soufre comme prophylactique spécifique de la rougeole; la vératrine, comme spécifique du rhumatisme articulaire aigu; le fer, de la chlorose, et l'iode, de la scrofule (2)! Enfin, pour clore cette brillante série de spécifiques, M. de Humboldt neveu a découvert, comme spécifique de la fièvre jaune, «du venin de vipère pourri dans un morceau de foie de mouton» (3)!

---

(1) Ainsi, dans la scrofule, on a employé *avec succès* les médicaments suivants : potasse, soude, arsenic, chlore, belladone, or, iode, camomille, quinquina, digitale, noix-muscade, écorce de chêne, carotte sauvage, gaïac, baryte, fer, antimoine, houblon, ammoniaque, vaccin, soufre, cinchonine, douce-amère, brome, oseille, écorce d'orange, bains, ciguë, calomel, opium, charbon animal, etc. etc. (Szerlecki, *Dict. abrégé de thér.*; 1838). Nous avons omis les médicaments composés et les sels. Qu'eût-ce été si nous avions choisi la phthisie pulmonaire!

(2) Voyez Bouchut, *Path. gén.*, p. 208.

(3) «Et s'il faut en croire les résultats des nouvelles expériences de M. de Hum-

11. Mais, puisque nous voulons exposer les conséquences de l'admission d'un principe vital, de ses maladies et de leur guérison spécifique, disons un mot de l'une des doctrines les plus logiquement déduites de cette conception ; nous voulons parler de cette secte bruyante qu'a vu naître et que verra sans doute mourir notre siècle, l'homœopathie. Admettant, comme tous les vitalistes, l'hypothèse d'une force vitale, altérée dans les maladies, et spécifiant ces altérations par la coordination des symptômes en prétendues unités (1), les homœopathes ont le rare mérite d'une logique absolue : ils aboutissent en thérapeutique à la dose infinitésimale. La force vitale immatérielle, la maladie l'est aussi, le médicament doit l'être (2). Non-seulement, le principe admis, il n'y a plus rien d'absurde, mais il y a une sorte d'admirable logique à administrer des médicaments qui se rapprochent d'une façon surprenante de l'immatérialité. Les vrais vitalistes ne s'adressent jamais aux lésions ; ils n'ont ni la logique ni la physiologie pour base de leur thérapeutique : s'ils étaient logiques, ils s'adresseraient par des moyens immatériels à la maladie immatérielle, et se conformeraient ainsi à l'un des principes de l'homœopathie, le dynamisme médicinal, la dose infiniment petite, dans laquelle on a développé la force immatérielle du médicament. Il ne resterait plus en litige que la question du *similia similibus curantur* ou du *contraria contrariis* :

---

boldt, dont j'ai déjà parlé, l'inoculation du venin de vipère, pourri dans un morceau de foie de mouton, serait le spécifique de la fièvre jaune. Puissions-nous voir notre siècle médical illustré par une si admirable découverte! » (Bouchut, *loc. cit.*, p. 209.)

(1) «Les maladies, dit Hahnemann, sont des altérations immatérielles, d'une chose immatérielle aussi, c'est-à-dire des changements qui se sont opérés dans notre principe vital » (*Organon*, § 53).

(2) «La véritable essence des substances médicales est dynamique et consiste en des forces immatérielles » (Hahnemann, *Traité des doses*).

3

question tellement absurde, tellement en dehors de tous les problèmes scientifiques, qu'en vérité il importe peu que l'on adopte l'un ou l'autre axiome, attendu qu'ils sont tous deux vrais ou tous deux faux, selon le point de vue auquel on se place, selon ce qu'on entend par contraire ou semblable.

Aussi les vitalistes sont-ils dans un singulier embarras quand il s'agit de théoriser la thérapeutique. Si ce n'est pas aux organes que s'adressent les médicaments, à quoi donc est-ce? Je n'en sais rien, ils n'en savent rien non plus (1), à moins que ce ne soit aux forces perverties ; or, nous le répétons, associer l'idée force avec les idées altération, perversion, augmentation, diminution, c'est méconnaître le sens des mots ou confondre les notions les plus élémentaires de la philosophie.

12. Aussi, sous l'action des diverses influences que nous avons énumérées, la matière médicale offre-t-elle au plus haut degré le caractère ontologique de la pathologie. On a classé ses agents comme on classait les maladies, en dehors d'une base fixe ; et la nomenclature porte l'empreinte de tous les systèmes hypothétiques par lesquels a passé la médecine ; c'est une sorte de mosaïque sans dessin où l'on trouve l'*antiphlogistique* à côté du *purgatif*, le *controstimulant* à côté de l'*antispasmodique*, le *tonique*, l'*émollient*, etc., traces dernières qu'ont laissées dans la science les systèmes fameux de l'*inflammation*, de l'*irritation*, des *humeurs*, du *spasme*, de l'*atonie*, du *strictum* et du *laxum*, etc. etc. Il est bien peu de médicaments qui, arbitrairement rangés dans une classe, ne puissent au même degré faire partie de plusieurs autres. L'action supposée des

---

(1) «Que l'on comprenne bien, dit M. le Dr Chauffard, que la thérapeutique doit s'adresser non pas à la présence de l'acide urique ou des urates (dans la goutte), mais aux troubles vitaux.» Et plus loin, M. Chauffard ajoute : «Quelle est, dans la goutte, la nature du trouble vital des forces assimilatrices? Nul ne le saura jamais.» (Thèse d'agrég., 1857.) Ainsi, d'une part, il faut s'adresser aux troubles vitaux ; d'autre part, on ne les connaîtra jamais. Que faire ?

médicaments sur une altération hypothétique de la force vitale est en vérité trop illusoire pour servir plus longtemps de base à la classification de la matière médicale ; on sait que, loin d'agir d'une manière uniforme, le médicament produit des effets divers, souvent inattendus, selon sa dose (1), sa forme, son état ; selon les idiosyncrasies et les dispositions individuelles ; son action n'est jamais *unique*, elle est complexe ; son but est atteint par mille agents divers ; de telle sorte que voir dans chaque médicament une vertu spécifique et unique, c'est aller contre toute l'évidence des faits. Si tant est qu'il y ait quelque chose de spécifique dans l'action du médicament, c'est une spécificité chimique ou physique, et *par suite*, physiologique, élective ; quant à la spécificité thérapeutique, nous la nions absolument (2). Nous l'exposerons plus loin : la seule base offerte à la classification méthodique de la thérapeutique et de la matière médicale, c'est l'organisme même et ses fonctions.

---

(1) Tant il est vrai qu'il n'y a pas de classification rigoureuse possible des médicaments, et que suivant les doses et l'état des sujets, ils jouissent de propriétés différentes et quelquefois opposées (Trousseau et Pidoux, t. I, p. 53).

(2) De ce que la quinine guérit l'intermittence fébrile, est-il logique de conclure que c'est par une action spécifique ultra-physiologique ? Connaissons-nous la physiologie, la pathogénie de la fièvre intermittente ? La connaissance des actions médicamenteuses ne doit-elle pas être subordonnée à la connaissance de la maladie ? Et d'ailleurs ne pourrait-on pas appeler spécifiques de la fièvre intermittente l'arsenic, les antispasmodiques, les ventouses Junod, le sel marin, les vomitifs, les fortes émotions, même les douches, etc. etc., qui arrêtent parfaitement les accès ? Sont-ils spécifiques ?

CHAPITRE III.

La thérapeutique fonctionnelle.

> The remedy of the impaired organism lies in the organic energies themselves.
>
> (J. Balbirnie.)

13. Mais, avant d'en venir au sujet principal de cet essai, que l'on nous permette d'exposer l'idée que nous nous faisons de la pathologie et de la thérapeutique en général.

«Il est grand temps, a dit M. Littré, de considérer l'état réel des choses, savoir : des tissus et des propriétés » (1).

« Organes sains, fonctions saines ; organes malades, fonctions malades : voilà toute la médecine » (Rostan) (2).

« La pathologie n'est qu'une simple modification de l'anatomie et de la physiologie normales » (Bouillaud) (3).

« La maladie est la lésion même et le trouble fonctionnel qui en est la conséquence » (Piorry) (4).

Eh bien ! s'il en est ainsi, la pathologie (1), selon l'expression de

---

(1) *Phys.* de Müller, p. 23, note.

(2) *Exp. des princ. de l'org.,* p. 84.

(3) Journal *le Progrès,* 1858, n° 49.

(4) *Tr. de méd. pr.,* t. I, p. 9.

(5) «Le terme idéal de la pathologie, dit encore le savant académicien dont nous aimons à citer les pensées élevées et les heureuses expressions, est de s'assimiler en tout et partout à une expérience de physiologie. Plus les systèmes sont éloignés de cet idéal, plus ils sont rudimentaires et imparfaits ; plus ils s'en rapprochent, plus leurs qualités augmentent. Là est le critérium successif de toute l'histoire de la médecine.» (Préface de la *Phys.* de J. Müller.)

M. Littré, « n'est qu'un cas particulier de l'anatomie et de la physiologie. » Toute la science consiste a apprécier « le passage de l'état
normal à l'état pathologique » (Broussais). « Cela posé, on conçoit
sans peine l'avortement de tous les systèmes médicaux qui se sont
succédé jusqu'à nos jours. En pouvait-il être autrement, puisque la
physiologie n'était point fondée? » (Littré.)

La pathologie n'est donc pas une science, elle n'a point droit à
une classification qui lui soit propre ; cela seul qui est normal peut
être classé, parce que cela seul est fixe et immuable. Aussi la seule
méthode rationnelle en pathologie est celle qui prend pour base le
fait normal, dont la maladie n'est qu'une déviation, et qui considère
les maladies comme des altérations organiques « superficielles ou profondes, passagères ou persistantes, sensibles ou insensibles » (Rostan).

14. Toutefois, nous l'avons dit, si l'on connaissait d'une manière
suffisante l'action des milieux astronomiques, physiques, chimiques,
phytiques et zoologiques sur l'homme (1), on se rendrait un compte
exact de la maladie. Mais il s'en faut que nous soyons arrivés à des
notions suffisantes pour apprécier exactement, ainsi que le voulait
Broussais, « dans quel ordre les organes se présentent aux corps
externes, ce qui se passe en eux quand ces corps, que nous appelons
des modificateurs, sont mis en rapport avec nos organes ; de quelle
manière les organes primitivement modifiés en modifient d'autres, si
ces derniers agissent sur une troisième série, en quoi cela consiste,
où cela doit s'arrêter » (2).

15. Mais, si la maladie n'est qu'une simple modification de l'état

---

(1) « L'être organisé suppose, pour qu'il puisse vivre, un milieu auquel il em-
prunte et dans lequel il rejette, milieu nécessairement en rapport avec les parties
tant internes qu'externes de l'être » (Littré et Ch. Robin, Dict., art. *Milieu*).

(2) « C'est pour avoir isolé les symptômes non-seulement des organes, mais
encore des agents qui modifient ces derniers, dit Broussais dans le même
ouvrage, avant la maladie et pendant toute sa durée, qu'on a créé ces entités qui
défigurent la médecine, ainsi que nous l'avons prouvé » (*Phys. path.*).

matériel normal, la thérapeutique doit n'être qu'une sorte de physiologie appliquée, ou, si l'on veut, *l'art de restituer l'état normal par l'exercice fonctionnel.* C'est dans ce sens que nous acceptons entièrement la pensée que MM. Trousseau et Pidoux expriment en la combattant : « Là où la maladie n'est qu'un accident, il n'y a plus de pathologie, elle s'identifie avec la physiologie, et la thérapeutique devient une section de l'hygiène » (1). Quelle doit être la *méthode,* en présence de cette doctrine si féconde, qui ne voit dans la maladie qu'une altération organique, et dans la thérapeutique qu'une restauration anatomique et fonctionnelle? Oublier les théories, les hypothèses et les nomenclatures qui en découlent, étudier les altérations organiques et les relations fonctionnelles, et se servir du fonctionnement de la substance organisée pour rétablir l'ordre normal ; connaître par quel mécanisme la maladie se produit pour savoir par quel mécanisme la maladie guérira : *ars imitatio naturæ.* Une lésion organique, une perturbation moléculaire étant donnée, si « passagère » qu'on la suppose, elle retentira dans l'organisme entier longtemps après qu'elle aura disparu ; suivre les phases de ce retentissement pour les reproduire artificiellement, telle est la vraie méthode thérapeutique. C'est celle qu'expriment MM. Trousseau et Pidoux : « L'art ou la thérapeutique sont capables, en imitant les opérations naturelles dont l'observation leur a révélé le mécanisme, de faire ce que l'activité propre de l'organisme sait faire bien souvent. »

16. Aussi une classification transitoire (2), qui envisagerait l'action

______

(1) *Traité de matière médic. et de thérap.,* Introd.

(2) Nous disons transitoire, parce qu'il nous semble qu'un jour viendra, bien éloigné sans doute, où l'on pourra étudier les modifications non plus des fonctions, non plus des organes, mais des éléments mêmes de l'organisation ; on connaîtra donc aussi les actes qui modifient les éléments, et la thérapeutique se confondra avec la biologie. Aussi la thérapeutique, à quelque degré de perfection qu'on se la représente, est-elle, à notre avis, une science toute provisoire, accidentelle, comme son objet même, la maladie.

successive des agents thérapeutiques sur les fonctions et l'action mutuelle des fonctions, serait un véritable progrès (1).

C'est là, à proprement parler, ce qu'il faut entendre par *thérapeutique fonctionnelle;* toute autre base est non-seulement incertaine, mais dépourvue à ce point de solidité qu'elle enlève à jamais à la médecine l'espoir d'être constituée en science positive. Nous avons vu en effet ce qu'il fallait entendre par spécifique et quels étaient les spécifiques.

L'étude des actions de chacun des agents thérapeutiques sur une fonction, et non plus sur une maladie, offre un cadre admirablement apte à recevoir les observations nouvelles; c'est là que le médecin trouvera aisément les moyens non d'opposer telle espèce thérapeutique à telle espèce pathologique, mais ceux d'atteindre les indications anatomo-physiologiques que lui offre chaque *malade.* Que ce soit par l'intermédiaire des milieux cosmiques, biologiques ou sociologiques, ou par un exercice artificiel, la *fonction* est en effet le plus puissant, nous allions dire le seul modificateur.

Or la médecine moderne est entrée largement dans cette voie; les remèdes composés, les recettes, les élixirs, ont disparu ; les espèces morbides, et les spécifiques disparaîtront quand on les aura remplacés par la cause physiologique de leur action (2). L'hydrothérapie, l'électricité, la diététique, l'hygiène, les mouvements artificiels, la gymnastique méthodique, tout ce qui donne en un mot quelque

---

(1) «Point de doute, disait M. le professeur Piorry dès 1819, qu'à l'époque actuelle la médecine ne doive être exclusivement fondée sur la connaissance de l'homme sain, sur la juste appréciation des fonctions des organes pendant l'exercice régulier de la vie» (*Dict. des sc. méd.,* art. *Mutuel*).

(2) «La perfection idéale de la pratique, disent MM. Trousseau et Pidoux, serait de pouvoir toujours susciter, à l'aide des agents de la matière médicale, les modifications physiologiques qui sont en rapport thérapeutique avec la maladie dont on entreprend le traitement» (*loc. cit.,* t. I, p. 49). Cf. avec la note de la page 11.

degré de certitude à la thérapeutique, tend à se substituer à l'action obscure des substances pharmaceutiques; et, parmi celles-ci d'ailleurs, on emploie de préférence celles dont la chimie a dévoilé l'action. Il est donc temps de systématiser la thérapeutique en lui donnant pour base l'organopathie fonctionnelle ou, si l'on veut, la physiologie pathologique.

17. On le voit donc, nous avons agrandi la pensée du si regrettable P. Bonnet, et par thérapeutique fonctionnelle, nous n'entendons plus seulement l'exercice spontané d'une fonction, mais son exercice spontané ou artificiel, volontaire ou involontaire, actif ou communiqué, et, si nous devons résumer notre pensée en un mot, *toute application du mouvement artificiel au substratum organique;* il n'y a qu'une fonction en effet, c'est le mouvement. Toutefois le cadre serait trop vaste, et nous sentons trop notre impuissance pour chercher à le remplir. Nous nous bornerons, quant à présent, à tracer le *plan d'une thérapeutique par l'exercice artificiel, spontané ou provoqué :*

I. *Des fonctions végétatives :* 1° respiration, 2° circulation, 3° digestion, 4° sécrétions.

II. *Des fonctions animales :* 1° sensation, 2° locomotion, 3° intelligence.

III. Enfin nous terminerons cet essai par une étude sur la modification artificielle, en plus ou en moins, réalisable en thérapeutique, de la propriété fondamentale de toute substance organisée, la *nutrition.*

18. *Appareils et fonctions de la respiration.* Les maladies dues à des lésions de l'acte respiratoire sont très-nombreuses; les applications thérapeutiques de l'exercice fonctionnel le seront également. La première question à poser est de savoir comment on produira l'exercice de la respiration; il nous semble que la meilleure division à faire est la suivante :

1° Exercice direct ou volontaire,

2° Exercice indirect ou provoqué.

L'exercice direct ou volontaire de la respiration n'est pas une découverte moderne (1), mais c'est de toutes les fonctions celle qui a donné lieu au plus grand nombre de travaux récents (2). On peut exercer ou, si l'on veut, modifier volontairement la respiration : 1° par augmentation du nombre et de l'amplitude des inspirations, 2° par diminution. Sous ces deux chefs, se rangent une infinité de modifications plus ou moins utiles (3). Un traité bien conçu de thérapie fonctionnelle doit étudier l'action de cette double modification artificielle : 1° sur l'appareil respiratoire lui-même, 2° sur le sang, 3° sur tous les organes et sur toutes les fonctions (4).

Nous nous bornerons à dire quelques mots de la respiration

---

(1) Voyez Oribase (*des Exercices,* trad. Daremberg) et Galien dans un grand nombre d'endroits, entre autres *de Musc. motu, de Vol. instr. dissect., de San. tuenda;* mais nous devons dire qu'il y est surtout question de l'exercice *en moins,* qu'on nous passe l'expression, de la diminution de la respiration, de ce que les gymnastes appelaient *cohibitio spiritus,* la rétention du souffle. Mais le passage suivant, cité par M. Daremberg, montre à quelles règles minutieuses était assujetti l'art de la respiration : «..... Alius autem modus cohibendi spiritus hoc pacto fit : «musculi thoracem dilatantibus quam plurimum agimus multoque spiritu pul-«monem replemus; deinde internos laryngis musculos intendimus, spiritusque «transitum claudimus tuncque ad inspirationis successionem actionem ducimus «thoracemque enixe constringimus ac pulmonem haud invalide comprimimus» (*Ouvres d'Oribase,* trad. Daremberg, t. I, p. 656).

(2) Voyez Segond, *Hygiène du chanteur;* Mandl, Acad. des sc., mars 1855; Marchal (de Calvi), *id.,* 16 avril 1855; Poiseuille, *id.,* 17 décembre 1855; Marshall-Hall, *Gaz. hebd.,* 1855.

(3) Selon qu'on respire par le nez ou la bouche, selon qu'on inspire ou qu'on expire lentement ou rapidement, selon la position du corps et des bras, selon que l'on comprime certaines portions de la cage thoracique pour favoriser la dilatation de certaines autres, etc. etc. Nous omettons à dessein l'influence du milieu respirable.

(4) «Une fonction ne peut être envisagée d'une manière tout à fait isolée; altérée, modifiée par la fonction qui la précède, l'accompagne ou la suit, elle

4

volontaire, augmentée artificiellement dans sa rapidité ou son amplitude, et, en suivant le plan que nous venons de tracer, nous parlerons d'abord de ses effets sur l'appareil respiratoire, puis sur le sang, puis sur quelques autres fonctions.

19. *Effets sur l'appareil respiratoire.* 1° La cage thoracique est agrandie dans tous ses diamètres par l'action des muscles, les articulations costales fonctionnent dans les deux temps; rien donc de plus propre à faciliter le développement de la poitrine (1) chez les sujets mal conformés ou à profession vicieuse (2). Pendant l'inspiration, le poumon est dilaté comme la cavité qui le contient : aussi les faibles dilatations de la poitrine des individus trop sédentaires sont-elles des causes puissantes d'affections chroniques du parenchyme (3); l'indication est évidente.

Les suites de pleurésies, les brides, les fausses membranes à la surface ou dans l'épaisseur de la plèvre, seront avantageusement modifiées par des inspirations profondes. L'expiration rapide peut être un moyen mécanique excellent pour chasser, par l'impulsion de la colonne d'air, les corps étrangers ou les produits patholo-

---

forme avec elle une chaîne que l'on peut difficilement rompre» (Piorry, art. *Mutuel,* loc. cit.).

(1) «Cet exercice, augmentant l'activité des organes de la respiration, détermine bientôt leur accroissement, et la plupart des chanteurs présentent un grand développement de la cavité thoracique» (Segond, *Hygiène du chanteur*).

(2) M. Bonnet (de Lyon) considère les oppressions et les dyspnées qui accompagnent les difficultés thoraciques comme produites par la roideur des côtes. Nous pensons qu'il n'est point besoin de difformité pour que cette roideur articulaire existe; le défaut d'exercice, les positions vicieuses des professions, la produisent très-fréquemment. Là est, à notre avis, l'origine d'un grand nombre d'affections pulmonaires et générales : 1° par compression du parenchyme, 2° par imperfection de l'hématose. (Voyez Bonnet, *Mal. art.*, p. 670.)

(3) Voyez *Gaz. hebd.*, 1858, n° 20 (*Traité proph. et cur. de la phthisie par les inspirations*).

giques, fausses membranes, mucosités, pus, qui causent souvent une hypoxémie fatale.

20. 2° *Effets sur le sang.* A chaque inspiration, une certaine quantité d'oxygène étant absorbée, il va de soi que si l'on augmente le nombre et l'amplitude des inspirations, on augmente aussi la quantité d'oxygène absorbée, toutes choses étant d'ailleurs égales. Or à la présence de l'oxygène dans l'économie, se lient deux phénomènes importants : 1° la combustion des éléments hydrocarbonés et leur exhalation sous forme d'acide carbonique et de vapeur d'eau (1) ; 2° la transformation des matières organiques azotées. Donc, toutes les fois qu'on augmentera la quantité d'oxygène dans le sang, on activera : 1° la combustion et l'élimination du carbone et de l'hydrogène ; 2° les transformations progressives et regressives des matières azotées. De là des préceptes positifs d'hygiène (2) et de thérapie fonctionnelle ; les inspirations fréquentes et profondes sont indiquées :

1.° Dans l'obésité et dans les accumulations et transformations graisseuses, dans la glycosurie (3), dans les maladies du foie (4) ;

---

(1) « La quantité de carbone éliminée est toujours proportionnelle à celle de l'oxygène inspiré » (J. Müller, *Phys.*, t. I, p. 262). « Absorption d'oxygène, exhalation d'acide carbonique, constituent, au point de vue chimique de la respiration, deux termes liés l'un à l'autre ; ils augmentent ou diminuent ensemble, de manière que leur rapport reste toujours à peu près le même » (J. Béclard, *Phys.*, p. 337).

(2) Les préceptes d'hygiène sont principalement relatifs à l'alimentation, aux climats et à l'exercice : 1° proportionner la respiration à l'alimentation et à la température ; manger moins dans les pays chauds, parce qu'on y absorbe moins d'oxygène ; 3° proportionner la nourriture à l'exercice, c'est l'une des parties les plus claires de l'hygiène.

(3) « La glycosurie dépend d'une lésion profonde des phénomènes de combustion ou de nutrition..... introduction d'une quantité insuffisante d'oxygène dans le sang » (J. Béclard, *loc. cit.*, p. 461).

(4) M. Segond a très-exactement décrit l'action des inspirations dans les ma-

2° Dans les hydrémies (pléthore séreuse, etc.), dans les hydrcthmies (œdème, infiltrations, anasarques, etc.), et dans les hydrorganies (épanchements, pleurésie, ascite, hydarthrose) (1) ; mais ici c'est en grande partie par la régularisation de la circulation qu'agissent les inspirations.

3° Dans toutes les maladies qui semblent caractérisées par une oxydation incomplète des substances albuminoïdes, et notamment la goutte (hémagrie?), l'albuminurie (2), et peut-être une foule d'affections encore inconnues dans leurs rapports physiologiques, et qui pourraient dépendre de l'interruption à différents degrés du travail d'oxydation (3) des matières azotées qui aboutissent en défi-

---

ladies du foie. «Nous avons vu, dit-il, que la surexcitation du poumon tendait à introduire dans l'organisme une grande masse d'oxygène, et par conséquent devait soustraire au sang une quantité proportionnelle d'hydrogène et de carbone; nous avons vu également que, si les fonctions du poumon sont languissantes et l'alimentation surabondante, le charbon tendait de son côté à s'accumuler dans le sang, et que c'était dans le foie que s'observaient l'embarras et l'obstruction. Tout homme donc qui, d'une part, respire peu, et, d'autre part, mange beaucoup, doit avoir nécessairement des obstructions du foie. » (*Loc. cit.*)

(1) «On peut établir en moyenne que l'homme perd par vingt-quatre heures, par ses poumons, une quantité d'eau comprise entre 400 et 500 gr.» (J. Béclard, *loc. cit.*, p. 351). Il est donc très-vraisemblable que l'on pourrait aisément augmenter de 100 grammes par jour la quantité de vapeur d'eau exhalée.

(2) «La fibrine, dit M. J. Béclard, n'est en effet, d'après M. Scherer, qu'un premier degré d'oxydation de l'albumine» (*Phys.*, 516). N'est-il donc pas possible de favoriser la transformation de l'albumine par une oxydation artificielle?

(3) Nous rappelons à nos juges que nous ne faisons qu'un *plan*; mais nous devons néanmoins rapporter le résultat des tentatives qui ont été faites en vue d'éclairer le rôle de la combustion dans la production des maladies. M. Lassaigne a trouvé :

«..... 2° Dans les affections où l'organe thoracique éprouve une gêne matérielle, la quantité d'acide carbonique exhalée diminue considérablement.

« 1° Les affections aiguës inflammatoires, *en excitant les fonctions du poumon,*

nitive à l'urée et aux acides cholique et choléique, à l'eau et à l'acide carbonique, après avoir passé par les divers états d'oxydation incomplète connus des chimistes sous les noms d'*acide inosique*, de *créatine*, *créatinine*, *leucine*, *hypoxanthine*, *gélatine*, etc. etc.

Nous n'insisterons pas d'ailleurs sur les questions si intéressantes qui seront un jour, nous le répétons, la véritable science médicale. Bornons-nous à signaler plus particulièrement la production de la goutte par suite du manque de proportion entre la combustion (défaut d'exercice et par suite de respiration suffisante) et l'alimentation ; l'acide urique, ne trouvant pas une quantité suffisante d'oxygène pour passer à l'état d'urée, forme normale d'élimination, se dépose soit à l'état d'urate de soude ou de chaux dans le tissu cellulaire péri-articulaire, et constitue l'accès franc de goutte, soit à l'état d'acide urique, et constitue la gravelle. » On sait, dit M. Dumas, que toutes les personnes atteintes de goutte ou d'affections calculeuses mènent en général un genre de vie sédentaire, bien propre à favoriser la formation de l'acide urique. « Par contre, ajoute M. Monneret, toutes les conditions qui peuvent exci-

---

donnent lieu à un plus grand développement d'acide carbonique. » (*Annales de chimie*, 1850, p. 715.)

MM. Harvier et Saint-Lager ont soumis les variations de l'exhalation gazeuse à de nouvelles expériences ; nous ne rapporterons que ce qui concerne l'état pathologique. Il y a hypercrinie carbonique : 1° dans toutes les phlegmasies bien caractérisées, excepté celles qui gênent notablement la circulation ou la respiration ; 2° dans le rhumatisme articulaire aigu, la fièvre intermittente. Il y a hypocrinie carbonique : 1° dans toutes les fièvres éruptives ; 2° dans la suppuration ; 3° dans le scorbut, l'anasarque, l'anémie, le purpura ; 3° dans les dernières périodes des cachexies cancéreuses, scorbutiques et syphilitiques ; 4° dans la fièvre typhoïde, la dysentérie ; 5° dans la phthisie pulmonaire.

Nous ne savons jusqu'à quel point ces résultats éclairent la pathogénie et fournissent des indications à la thérapeutique ; mais nous ne pensons pas que ce soit dépasser les limites de l'induction rationnelle que de chercher à les faire servir à ce dernier but.

ter l'oxygénation du sang tendent à oxyder l'acide urique et à le transformer en urée » (1).

21. 3° *Effets sur les autres organes et sur les autres fonctions.* Les effets de la respiration volontaire, augmentée dans sa rapidité ou dans son amplitude, sur le système circulatoire, sont très-complexes; nous donnons au bas de cette page le résumé du mémoire de M. Piorry (2) sur cette importante question, et nous nous bor-

---

(1) *La Goutte et le rhumatisme,* thèse de professorat, p. 98. Dans ce remarquable travail, M. Monneret résume les indications du traitement de la goutte : 1° prévenir la réplétion gastrique; 2° diminuer autant que possible la proportion des aliments azotés; 3° exciter les sécrétions intestinales; 4° activer la sécrétion urinaire et la modifier, si faire se peut; 5° surexciter les fonctions de la peau. Ainsi on omet l'indication qui semble résulter de l'étiologie de la goutte : surexciter les fonctions du poumon.

(2) ....«Lorsque sur des hommes sains ou malades, on fait retenir, pendant une demi-minute ou davantage, les mouvements inspiratoires, on voit tout d'abord les dimensions de l'oreillette droite du cœur augmenter de 1, de 2, et même de 3 à 4 centimètres, et bientôt après les cavités gauches du cœur prendre une dimension de 1 ou 2 centimètres de plus qu'elles n'avaient auparavant. Mais, si, après avoir fait augmenter la dimension du cœur, on fait exécuter coup sur coup 10, 15 à 20 inspirations profondes, on voit la circonscription de l'oreillette droite et celle des ventricules revenir d'abord aux dimensions normales, puis diminuer de 1 centimètre et plus , soit pour l'oreillette droite, soit pour le ventricule.....»

D'où M. le professeur Piorry conclut :

..... «2° Le cœur diminue promptement par l'accélération et l'étendue des mouvements respiratoires. Donc, lorsqu'il est dilaté, l'indication principale est de favoriser la respiration et de la rendre plus complète..... De cette façon , j'ai vu des gens atteints de dilatation cardiaque et de la série des accidents rapportés à l'asthme nerveux être promptement soulagés.

«4° Dans le cas de dilatation cardiaque sans complication de graves lésions du cœur ou de l'aorte, les inspirations profondes et accléérées, que l'on renouvelle d'une manière fréquente, peuvent améliorer l'état du malade.....

«5° Les états pathologiques consécutifs aux dilatations du cœur, les collections séreuses accumulées dans le tissu cellulaire ou le péritoine, peuvent être influen-

nons à constater que cet exercice artificiel de la fonction 1° augmente la rapidité de la circulation : après dix inspirations profondes, le pouls augmente en moyenne de dix pulsations par minute; 2° dissipe en conséquence toutes les congestions parenchymateuses récentes et principalement les pneumonémies hypostatiques; 3° qu'il fait diminuer le volume du cœur et du foie (2).

L'urination paraît augmenter sous l'influence prolongée des respirations fréquentes et profondes; c'est au moins ce qui nous a paru résulter d'un petit nombre d'expériences que nous avons faites.

Quant aux autres fonctions, elles ne nous semblent pas directement modifiées; l'intermédiaire d'une hématose plus active., d'où désorganisation plus complète et nutrition meilleure, semble relier une amélioration générale réelle à l'exercice artificiel de la respiration.

22. En résumé, nous avons examiné les effets de l'une des modifications artificielles de la respiration, à savoir : l'exercice direct ou

---

cés avantageusement ou même se dissiper sous l'influence des respirations profondes et réitérées.

«6° Sur des gens chez lesquels, sous l'influence de diverses circonstances, telles que le grand volume du ventre, l'étroitesse de la poitrine, des concrétions artérielles, le cœur est dilaté, gens que l'on dit être asthmatiques, et dont la respiration est habituellement gênée et incomplète, on trouve dans les inspirations profondes, répétées plusieurs fois de suite et renouvelées plusieurs fois par jour, un puissant moyen de remédier à la dilatation cardiaque et aux accidents qu'elle produit.

«7° Le volume du foie diminue très-promptement par les inspirations profondes et rétrécies, alors que ses vaisseaux et son tissu sont distendus par du sang; les inspirations feront donc diminuer très-promptement le foie alors qu'il sera congestionné, le feront décroître plus lentement s'il s'agit d'une hépatite.

«8° Les mêmes effets s'observeront sur le poumon.

«9° Le volume de la rate n'est pas modifié.»

(1) «Le chant., dit M. Second, sera donc un moyen de dissiper les maladies du foie reconnaissant pour cause une accumulation de carbone» (loc. cit.).

volontaire par augmentation du nombre et de l'amplitude des inspirations. Bornons-nous à signaler la seconde modification de l'exercice direct : par diminution ; les passages d'Oribase (1) que nous avons cités en donnent une notion suffisante. Il nous resterait à étudier l'*exercice indirect ou provoqué ;* nous retrouverions la même subdivision, 1° par augmentation, 2° par diminution.

23. L'exercice provoqué de la respiration doit être employé toutes les fois que la volonté est impuissante pour accomplir cette fonction ; cette impuissance peut être absolue, et c'est l'asphyxie, à quelque cause qu'elle soit due. Cette impuissance peut n'être que relative à l'exercice complet de la fonction, et ici nous pourrions citer toutes les affections aiguës et chroniques des voies respiratoires, les déformations du rachis, les maladies du cœur, les tumeurs intra-thoraciques, l'asthme dit nerveux, etc. etc. ; si, dans ces cas, l'on jugeait utile l'exercice de la fonction respiratoire, on pourrait le provoquer :

1° Par l'agent physiologique par excellence, le mouvement artificiel ; pressions et frictions sur les nerfs respiratoires, gymnastique (s'il n'y a pas contre-indication), respiration artificielle, compression intermittente de la cage thoracique, titillation de la luette, introduction du doigt, etc. ;

2° Par l'agent physico-chimique, calorique en moins ou en plus ; douches aqueuses, belladone et solanées vireuses, arsenic (2), et par

---

(1) On peut aussi consulter à ce sujet Cœlius Aurelianus , *de Morbis acutis et chronicis,* lib. III, cap. 1 ; principalement *de Suspirio sive anhelitu.* Il y a là un admirable plan de traitement rationnel pour l'asthme ; quand on songe aux résultats insignifiants que l'on obtient par les médicaments prétendus spécifiques, on doit avouer la supériorité de la pratique ancienne. Voyez aussi Mercuriali , *de Arte gymnastica.*

(2) Le second avantage que les arsenicophages veulent obtenir, c'est de rendre, comme ils disent, plus *volatils,* c'est-à-dire de faciliter la respiration dans la marche ascendante (Trousseau et Pidoux, *loc. cit.,* t. I, p. 309).

l'innombrable série de médicaments répartis dans toutes les classes de la matière médicale, qui ont, directement ou indirectement, une action excitante ou déprimante sur la respiration.

Mais, outre que nous ne faisons qu'une esquisse de la thérapeutique fonctionnelle, nous voulons exclusivement appeler l'attention sur l'exercice des fonctions, provoqué sans l'addition de substances étrangères à l'économie; nous faisons en un mot abstraction des milieux. Aussi bornerons-nous là l'étude des actions des médicaments sur les fonctions, pour nous renfermer désormais dans celle des influences des fonctions sur les fonctions.

24. En résumé : 1° on peut modifier la respiration directement et indirectement, par augmentation et par diminution; 2° les effets de ces modifications sont utiles à réaliser dans un grand nombre de maladies et portent principalement sur l'appareil respiratoire, sur le sang, sur le cœur et sur la circulation, sur le foie et le système porte, sur le système nerveux (1), et indirectement sur tous les phénomènes qui dépendent de la nutrition.

---

(1) Bien que nous n'ayons pas parlé de l'action de l'exercice artificiel de la respiration sur le système nerveux, l'observation suivante, que nous avons longtemps hésité à classer sous un titre spécial, démontre toute la puissance thérapeutique fonctionnelle; elle est due à M. le professeur Cruveilhier. Nous l'abrégeons.

Un jeune et vigoureux paysan eut, dans une chute, le pouce séparé de la main. Cinq jours après, un tétanos *bien caractérisé* se déclara. Le malheureux a conscience d'une fin prochaine, et me dit qu'il est perdu si je ne me rends pas maître de ces convulsions qu'il appelle *son sanglot*. Je me plaçai en face de lui et je l'engageai *à respirer en mesure, en faisant des inspirations forcées aussi profondes que possible*. Pour le diriger dans ce fatigant exercice, je me mis à battre devant lui la mesure à deux temps. Pendant une heure que je restai là, aucune crise de suffocation, de strangulation, n'eut lieu. Je me fis remplacer par des aides qui se relevaient successivement. Au bout de quatre heures, le malade tomba dans un profond sommeil. A son réveil, on recommença le même moyen

25. *Appareil et fonctions de la circulation.* La circulation n'étant pas une fonction volontaire, nous ne pourrons lui appliquer les divisions établies pour la respiration, et que nous reproduirons quand il s'agira de la locomotion. Mais, de ce que le malade ne peut modifier directement sa circulation par un acte simple de sa volonté, il ne faudrait pas conclure que l'exercice artificiel de la circulation n'est pas possible. Le terme *exercice* n'a rien en soi qui fasse entendre un acte nécessairement volontaire ou même spontané ; il doit être pris, à notre avis, dans le sens de fonctionnement organique, normal ou anormal, spontané ou provoqué. Or les actions artificielles qui modifient la circulation sont aussi nombreuses que les actes mêmes de l'existence (1) ; et si, à la vérité, cela peut être dit de toutes les fonctions, il semble néanmoins que la circulation s'en ressent plus immédiatement ou tout au moins plus sensiblement. Aussi toutes les affections qui portent une atteinte subite aux organes se révèlent-elles presque immédiatement par un trouble circulatoire ; il est loin de notre pensée d'en conclure qu'il y a là une indication formelle de modifier la circulation par un exercice provoqué de cette fonction ; l'origine organique du mal se présente seule dans ce cas, comme but des efforts du thérapeutiste rationnel. Mais cette origine organique peut être dans l'appareil circulatoire lui-même,

---

qui fut suivi du même repos. Ce malade a parfaitement guéri. (Cruveilhier, *Anat. path.,* t. I, p. 153.) Cette observation sera-t-elle perdue ? N'est-elle point suffisante pour indiquer les inspirations forcées et profondes dans l'asthme, la coqueluche, le hoquet, le sanglot hystérique, etc. etc. ?

(1) Quel acte plus simple que *la position* ? Eh bien ! Guy a trouvé, terme moyen, chez l'homme, pour les positions : debout, 79 pulsations ; assis, 70. La différence augmente avec la fréquence du pouls ; ainsi, quand le pouls était de 101 à 150, la différence était de 39 pour la station droite et le décubitus (voyez une note de M. Jourdan, dans la *Physiol.* de Müller, t. I, p. 137). A quelles déductions ces faits ne prêtent-ils pas pour l'étude des influences réciproques des fonctions !

et celui-ci ne doit pas se dérober à l'action de la fonction sur l'appareil. Quoi qu'il en soit, sans entrer dans de plus longues explications, nous pensons que l'exercice artificiel de la circulation est applicable dans presque toutes les maladies chroniques qui ont déterminé des altérations nutritives organiques. La question offre donc deux points principaux, que nous traiterons successivement.

1° Comment peut-on exercer artificiellement la circulation?

2° Quels effets peut-on en attendre au point de vue de la thérapeutique?

26. On peut modifier la circulation directement ou indirectement : 1° directement par l'agent physiologique, le mouvement artificiel (frictions, pressions, massage, compression); 2° indirectement par l'intermédiaire des autres fonctions et principalement de la respiration, de la locomotion et de la digestion ; par l'agent physique, calorique en plus ou en moins, électricité ou agents chimiques, qui presque tous modifient plus ou moins la circulation.

27. Les modifications *directes* de la circulation consistent, avonsnous dit, en frictions, pressions, massage, compressions, etc. etc. Elles sont d'un très-fréquent usage en médecine et en chirurgie, et leurs effets principaux peuvent se ranger sous les chefs suivants :

1° *Augmentation locale de la fonction veineuse* (1). Des frictions régulières, méthodiques, des extrémités vers les centres, frictions mêlées de pressions intermittentes, remplissent cette indication ; on augmente la rapidité du cours du sang veineux, et si ces mouvements sont faits avec tout le degré de pression désirable, on réussit à faire résorber des collections liquides ou même des produits pathologiques ; la *pression* agit dans le même sens, mais d'une manière moins physiologique ; l'écrasement (Velpeau) n'a pas d'autre but ;

––––––––––––

(1) «Des pressions peuvent être dirigées sur les points sténosiés, et dans le cas où la circulation devrait s'y faire» (Piorry, *loc. cit.*, t. II, p. 383).

dans les varices, ce moyen longtemps continué et associé à un ensemble de mouvements fonctionnels, détermine la cure radicale, tandis que la compression n'est qu'un palliatif déplorable en ce sens qu'il enlève aux vaisseaux la tonicité nécessaire au rétablissement de la fonction. Le *massage* n'est qu'une combinaison de la pression intermittente avec les frictions ; si nous n'envisageons que ces effets sur la circulation, nous en trouvons l'indication formelle dans toutes les tumeurs indolentes non suppurées, (lipomes, loupes, fibro-cartilages, hydarthroses, névromes, etc. etc.). La compression peut être utile pour faciliter mécaniquement la résolution de toutes les emphraxies, mais elle a l'inconvénient de paralyser en quelque sorte les fonctions spontanées des vaisseaux ; on en a fait d'admirables applications aux anévrysmes ; et ce sera, croyons-nous, l'une des plus belles conquêtes médicales de ce siècle. Mais, dans les cas où le diagnostic fournit l'indication d'exciter l'absorption, ce n'est plus la compression, mais le massage, qu'il faut employer; l'entorse (1) et en général toutes les maladies chroniques des articulations offrent au plus haut point l'indication positive du massage.

2° *Diminution locale de la fonction veineuse.* Des frictions excentriques, des compressions circulaires, retardent nécessairement le cours du sang veineux et peuvent être très-utiles dans certains cas d'hémorrhagie ; mais une des applications les plus avancées des modifications artificielles du système circulatoire, l'*hémospasie,* a été étudiée et sin-

---

(1) M. Girard, vétérinaire à la Garde de Paris, a fait à l'Académie des sciences une communication sous le tite : *des Frictions et du massage seuls, dans le traitement des entorses de l'homme.* Neuf observations prouvent qu'on guérit en deux ou trois heures (?) les entorses les plus graves. MM. Bonnet, Nélaton, Maisonneuve, Rauson, Saint - Magrin, Scoutteten et Lebastard, avaient, bien avant M. Girard, vulgarisé ce traitement rationnel, dont l'application s'est généralisée ; aussi croyons-nous que M. Girard a grandement raison quand il avertit «qu'il n'aspire nullement au titre d'inventeur.»

gulièrement perfectionnée par M. Junod. Cet auteur a élevé la répartition artificielle du sang à la hauteur d'une méthode thérapeutique générale (1) ; et, nous l'avouons, notre étonnement est grand, lorsque nous songeons que trente années de travaux assidus n'ont pas suffi pour que l'ardent propagateur de l'hémospasie vît appliquer méthodiquement les ventouses comme moyen dérivatif par excellence dans toutes les hyperémies (2).

3° *Action directe sur la fonction artérielle*. Les mouvements précédents et quelques autres, dans le détail desquels nous ne pouvons entrer (flagellations, claquements, etc.), peuvent agir sur le système artériel, s'ils sont modifiés selon les dispositions anatomiques des organes et la direction du cours du sang.

28. Les modifications *indirectes* de la circulation sont réalisées : 1° par l'agent physico-chimique, et nous ne nous en occuperons pas ; 2° par l'intermédiaire des autres fonctions, et plus particulièrement de la respiration et de la locomotion. C'est au praticien à profiter des données que l'étude des relations fonctionnelles lui fournira pour en faire l'application à la thérapeutique.

29. En résumé, on peut exercer artificiellement la circulation artérielle, veineuse et lymphatique, soit en l'exagérant, soit en la diminuant, soit directement, soit indirectement ; et, sans faire appel

---

(1) Voyez un court mais substantiel mémoire présenté à l'Académie des sciences : *des Avantages de la méthode hémospasique* (28 mai 1849).

(2) Un élève de M. le Dr Junod, M. de Bonnard, a publié en 1843 un traité *De l'Hémospasie*, où on peut lire : «J'ai vu la cataracte reculer et nous faire espérer sa guérison..... Les ophthalmies chroniques, si rebelles, cèdent presque toujours avec une grande rapidité..... Nous avons arrêté les progrès du croup..... Les angines ont souvent cédé après une heure de dérivation..... Quant aux maladies qui ont leur siége dans le poumon ou dans la plèvre, elles ont presque toujours cédé à la puissance dérivative, quand il n'y a pas eu de ces lésions organiques qui enlèvent toute chance de guérison..... En quelques séances, des hydropisies considérables ont disparu définitivement, etc. etc.» (P. 3.)

aux actions des médicaments pharmaceutiques, on trouve dans l'exercice provoqué de cette fonction des moyens puissants pour guérir ou modifier heureusement :

1.° Les phlébectasies et les artériectasies (varices et anévrysmes), les obstructions des vaisseaux et les engorgements capillaires, les congestions dites *passives*, et d'une manière générale les hyperémies (compressions, frictions, ventouses, etc. etc.) (1) ;

2° Les exsudations séreuses (hydropisies, épanchements), circonscrites ou diffuses (ascite, pleurésie chronique, péricardite, etc. etc.), qui disparaissent par excitation de la fonction veineuse et lymphatique d'absorption : *ars imitatio naturæ* (dérivation hémospasique, vibrations, relâchement, etc.).

3° Les maladies articulaires (entorse, tumeur blanche, rhumatisme chronique, dépôts goutteux, etc. etc.), qui primitivement ou secondairement offrent l'indication positive de la résorption des produits pathologiques (fausses membranes, sérosité, contractions, synovie, etc. etc.). (Ces résultats sont obtenus, en l'absence de toute complication, par la malaxation, les frictions concentriques, etc., qui agissent en *grande partie* sur les vaisseaux absorbants.)

4° Les tumeurs homologues ou hétérologues, où il est rationnel de provoquer l'absorption (mêmes moyens).

5° Enfin les cas d'hypertrophie et d'atrophie liés à l'abord excessif ou démesuré du sang artériel (voyez ce qui concerne la nutrition).

30. *Appareil et fonctions de la digestion.* Au point de vue où nous nous sommes placé, nous ne devons entendre par exercice des fonctions de la digestion que les mouvements de l'appareil digestif et de ses annexes ; c'est-à-dire que nous faisons abstraction de ce que l'on

---

(1) «La résolution dans les phlegmasies n'est, en définitive, que l'absorption interstitielle dans un organe en particulier, comme l'amaigrissement est la résorption interstitielle dans tous les tissus de l'économie» (Trousseau et Pidoux, t. 1, p. 499).

appelle en physiologie les *phénomènes chimiques de la digestion*. Or influencer les phénomènes dits *mécaniques de la digestion*, c'est répondre à une des inédications les plus fréquentes de la médecine. Outre les effets qui résulteront d'une hématose et surtout d'une circulation régulière, on obtiendra une excitation ou une sédation des mouvements péristaltiques par des frictions et des pétrissements de l'abdomen; par les agents physiques, le calorique en plus ou en moins, l'eau; par la plupart des agents pharmaceutiques, et enfin par l'exercice de la sensation et de la locomotion. Si donc nous nous bornons à jeter un coup d'œil sur l'exercice artificiel de l'un des actes de la digestion, la défécation, ou, pour parler plus exactement, l'expulsion, nous trouvons qu'on peut la modifier :

1° *Par excitation* (frictions fortes sur l'abdomen, douches froides, lavements, etc.), et cette provocation fonctionnelle trouvera son application dans la constipation (1), la gazentérasie (2) (tympanite, etc. etc.), les tumeurs stercorales, les corps étrangers, les calculs engagés dans les voies biliaires.

2° *Par sédation* (frictions, douches, léger massage, les muscles étant relâchés; applications chaudes, compressions de l'aorte abdc-

---

(1) Tous les médecins et surtout tous les malades savent que, loin de guérir la constipation, les purgatifs l'aggravent. C'est ce qu'expriment MM. Trousseau et Pidoux : « Loin donc de modifier heureusement la constipation, les purgatifs l'augmenteront et finiront par la rendre presque invincible. » Nous devons citer la médication qu'indiquent à cette occasion les auteurs (t. I, p. 764) : « Obtenir des malades qu'ils se présentent tous les jours à la garde-robe à la même heure. » A l'aide des moyens physiologiques dont nous parlons, on peut aisément provoquer les garde-robes, et, l'habitude aidant, restituer la fonction. Des frictions sèches et fortes sur l'abdomen, les muscles étant tendus, atteignent l'indication.

(2) M. le professeur Piorry décrit, dans les termes suivants, la provocation fonctionnelle de l'expulsion : « Lorsqu'on a surtout des raisons pour attribuer l'accumulation des gaz à l'atonie du tube digestif et à l'extrême dilatation de celui-ci on peut employer avec succès les *pressions sur l'abdomen*. On commence par les pratiquer sur la région iliaque gauche, et de haut en bas, de sorte que l'on con-

minale , etc. etc.) , indiquée dans la diarrhée , les entéralgies diverses, etc. etc.

D'ailleurs la digestion est une fonction trop complexe pour que l'on puisse agir directement sur son appareil ; quoi qu'on fasse, c'est toujours sur le système nerveux ou le circulatoire que l'on agit.

31. *Appareil et fonctions des sécrétions.* Ce serait une page importante dans un traité de thérapie fonctionnelle que celle qui traiterait des modifications artificielles des sécrétions ; celles des reins et de la peau surtout, qui, réunies à celles du poumon, étaient si justement appelées dépuratives, offriraient les études les plus intéressantes. Beaucoup a déjà été fait (1), beaucoup reste à faire. Nous réservons cette étude pour un autre temps, et nous nous bornerons à énoncer que l'on peut modifier physiologiquement les sécrétions de la peau par des frictions, des bains, etc. etc. ; celles des reins, par l'abstinence ou l'usage excessif des boissons ; celles du foie, par le massage, les manipulations , etc.

Les fonctions de sécrétion sont plus complexes encore que les précédentes, et, plus qu'elles, elles sont soumises aux fonctions générales. Nous avons parlé de l'influence de la respiration sur le foie et les reins, et les modifications artificielles des fonctions cutanées sont trop connues pour que nous insistions.

---

duise ainsi les fluides élastiques du côlon vers le rectum ; ensuite on exécute la même manœuvre d'abord sur le côlon descendant, puis sur la région occupée par les côlons transverse et descendant, sur le cæcum , et enfin sur l'intestin grêle. C'est avec assez d'énergie que de semblables pressions doivent être faites ; elles consisteront en des mouvements doux, en frictions dirigées jusque dans la profondeur de l'abdomen. (*Traité de médecine pratique* , t. III, p. 181.)

(1) Est-il besoin de rappeler ici les expériences de M. Fourcault (causes générales des maladies chroniques) et les admirables travaux de M. le professeur Bouchardat sur la *suppression des fonctions de la peau?* N'y a-t-il pas dans toutes les maladies qui en résultent indication de rétablir ces fonctions ? M. Aran a cité des observations de chloroses qui avaient résisté aux médications pharmaceutiques et qui ont été guéries par des frictions méthodiques.

Nous nous arrêterons ici dans l'examen de l'exercice artificiel des fonctions de nutrition; mais, après avoir dit quelques mots des fonctions de relation, nous résumerons la thérapeutique fonctionnelle au point de vue de la propriété fondamentale à laquelle tout est subordonné dans l'économie : *la nutrition.*

32. *Fonctions de la vie animale; exercice artificiel des fonctions de sensation.* Exaltation, diminution, perversion, telles sont les trois modifications possibles del a sensibilité. On peut, toutes trois, les reproduire artificiellement, en vue de certains buts thérapeutiques.

1° La *perversion* ou *douleur* a été considérée comme un moyen héroïque de guérison dans les inflammations (1) et les névralgies; c'est sous le titre de *modification irritante* qu'elle a été généralement employée. On a distingué l'irritation transpositive et l'irritation substitutive. Considéré comme moyen thérapeutique, la douleur est un exercice artificiel du système nerveux au même.titre que les dérivations de liquides par la ventouse hémospasique sont des modifications artificielles des fonctions circulatoires. Néanmoins nous n'insisterons pas sur l'emploi de la douleur ni sur les moyens trop connus de la produire; l'action est trop obscure pour avoir une place importante dans une thérapeutique rationnelle; ce qu'il y a de plus clair, en effet, dans l'action de la douleur, c'est la loi d'Hippocrate : *Duobus doloribus simul obortis, vehementior obscurat alterum.*

2° L'excitation de la sensibilité est très-souvent indiquée, soit dans les paralysies dites essentielles de cette fonction, soit dans les lésions diverses de nutrition ou de locomotion, pour provoquer les mouvements réflexes de nutrition ou de locomotion (asphyxies, syncope, paralysies, atrophie locale ou générale, etc.).

---

(1) Voyez un travail habile sur ce sujet : *De la Douleur comme moyen thérapeutique de l'inflammation,* par le Dr Roby-Pavillon (Thèses de Paris, 1855).

Les moyens à employer pour exciter directement la sensibilité sont chimiques, physiques ou physiologiques. Éliminant l'étude des moyens chimiques, il nous restera : 1° l'électricité, le calorique en plus ou en moins; 2° les frictions concentriques, les frottements, les pincements, les claquements.

3° La *diminution de la sensibilité* est l'une des indications les plus fréquentes et surtout les plus urgentes de la médecine; il semble en effet que la douleur n'est que le degré le plus élevé de la sensibilité; et, bien que nous l'appelions *perversion,* pour répondre au besoin d'une distinction entre l'hyperesthésie et la névralgie, on peut dire qu'un grand nombre de celles-ci sont à la sensibilité ce que les palpitations nerveuses sont à la fonction circulatoire : une simple exagération de fonctions. Quoi qu'il en soit, nous croyons être dans le vrai en disant que l'on enlève la douleur en diminuant la sensibilité, ou, si l'on veut, en détruisant la cause anatomique qui fait qu'un nerf est sensible. Les opiacés et les anesthésiques, à notre avis, n'agissent pas autrement.

Si nous éliminons la fastidieuse énumération de tous les agents pharmaceutiques et physiques (1), il nous reste, pour diminuer la sensibilité :

1° Les frictions douces (2) exercées du centre à la circonférence ou, si l'on veut, de l'origine idéale du nerf vers son extrémité (3) ;

---

(1) Le calorique en plus ou en moins et l'électricité tiennent une place importante dans la thérapie fonctionnelle.

(2) Dans un rapport lumineux présenté à l'Académie de Médecine, sur l'action d'un liniment graisseux et narcotique qui avait obtenu des succès nombreux, M. Piorry a dit : «Il serait difficile de décider si le soulagement a été la conséquence de l'action des médicaments contenus dans la graisse, ou de la friction prolongée au moyen d'un corps gras» (séance du 15 juillet 1856).

(3) Nous ne savons pas quelle est la modification anatomique du nerf en fonction; mais est-il irrationnel de supposer qu'un mouvement moléculaire se transmet du centre à la circonférence et de la circonférence au centre? Est-il illo-

2° La dérivation par révulsion ;

3° Les pressions continues ou intermittentes (vibrations).

Il est bien entendu que ces moyens ne doivent être appliqués que dans le cas où la cause anatomique de la souffrance est inconnue ou semble résider dans la substance nerveuse, qui aurait subi une de ces modifications passagères dont parle M. Rostan, et que M. Piorry croit être de même nature que celle qu'il a désignée sous le nom de *névropallie* (1) (oscillations moléculaires pathologiques).

Dans le cas où la névralgie est causée ou entretenue par quelque lésion facile à apprécier et non immédiatement curable, la compression du nerf ou son engourdissement par l'électricité détermine un soulagement notable.

33. *Exercice artificiel des fonctions de locomotion.* La locomotion est le véritable caractère distinctif de l'animalité; le *mouvement biologique* suit d'ailleurs la loi de complexité croissante que l'on observe pour tous les faits scientifiques : aussi du mouvement végétatif obscur et presque physico-chimique du champignon aux mouvements complexes de l'homme, il y a une progression constante. De là la pensée cartésienne que nous avons déjà reproduite : dans le fait accidentel, *la maladie,* il n'y a que des lésions de mouvements. Un jour viendra sans doute où, l'histologie ayant déterminé les éléments, la physiologie ne sera plus que la science de leurs mouvements moléculaires (2), qui, par l'enchaînement des fonctions, s'élèvent jusqu'aux mouvements de totalité.

---

gique d'en conclure que l'on peut inciter l'un de ces deux mouvements par une friction parallèle à sa direction, et, par suite, en provoquant l'un diminuer l'autre ?

(1) *Médecine pratique*, t. VIII, p. 138.

(2) Un ouvrage conçu dans ce sens est le *Traité de pathologie et de thérapeutique* du professeur Wunderlich, de Leipsick ; 1856. Un compte rendu en a paru dans

La pathologie, dont l'idéal, selon l'expression de M. Littré, « est de s'assimiler en tout et partout à une expérience de physiologie, » n'étudiera plus alors que les rapports des milieux avec ces mouvements, et la thérapeutique ne sera que l'application de la science de ces rapports.

Mais nous sommes loin d'en être là; nous sommes loin même de pouvoir appliquer d'une manière rationnelle les mouvements de tissus, que l'on peut artificiellement provoquer, à la curation des états morbides qu'amène le trouble de leur exercice (1).

Aussi ne parlerons-nous que des mouvements de locomotion animale, ainsi d'ailleurs que l'indique la rubrique de ce paragraphe. Mais nous retrouverons ici la division que nous avons adoptée à l'égard de la respiration; l'exercice artificiel de la locomotion offre à étudier : 1° son mode de production; 2° ses effets réalisés en thérapeutique.

34. La locomotion, partielle ou totale, peut être produite à l'aide de l'action de la volonté ou sans son concours. De là la division en *mouvements volontaires* (actifs) ou *contractiles* (1) et en *mouvements involontaires* ou non *contractiles* (passifs) communiqués ou provoqués.

1° Les *mouvements contractiles ou volontaires* peuvent être *libres* ou *artificiellement dirigés* en vue de faire fonctionner spécialement tel ou tel muscle.

---

la *Gazette hebdomadaire*, 1858, n° 9. Des faits biologiques élémentaires, on s'élève aux faits généraux ; ainsi on étudie d'abord quatre actions moléculaires : la filtration, l'endosmose, l'imbibition, l'exosmose. De là quatre altérations pathologiques et quatre indications thérapeutiques.

(1) La division des mouvements en actifs et passifs viole le sens des mots ou de leurs rapports. Un mouvement est toujours actif; c'est le sujet qui est actif ou passif. Quant à l'intervention de la volonté, son produit physiologique est la contraction; c'est donc de la présence ou de l'absence de contractilité que doivent se tirer les caractères distinctifs des mouvements.

Les mouvements volontaires libres (1) constituent en grande partie ce que l'on appelle *gymnastique;* pour avoir quelque degré de précision et servir utilement en hygiène ou en thérapeutique, ils doivent être exécutés sans instruments, lentement, et dans une direction déterminée; ils consistent en flexions et extensions, abductions et adductions, rotations et circumductions des membres et du tronc. Ils doivent être accompagnés de mouvements inspiratoires profonds, qui facilitent l'oxygénation de la masse du sang animée d'une circulation plus rapide. Dans ces conditions, outre leurs applications hygiéniques, ils peuvent être éminemment utiles dans un grand nombre d'affections générales (chlorose, rachitisme, début des pneumophymies, des scrofules, etc. etc.), et, s'ils sont partiels, dans la plupart des difformités.

Mais ils n'offrent pas, dans leurs effets, la précision des mouvements *dirigés* par une résistance, de telle sorte que certains muscles seuls se contractent. Les mouvements *libres*, en effet, sont soumis, dans leur exécution, dans leur direction, dans leurs répétitions, dans leur rapidité, à trop de variations dépendantes du sujet pour qu'on puisse attendre de chaque mouvement libre un même résultat physiologique.

Mais, si, voulant, par exemple, faire contracter les muscles du bras lorsque ce membre est horizontalement étendu en supination,

---

(1) Le nombre des écrits sur la gymnastique est immense, et nous ne pouvons en citer aucun dans une dissertation inaugurale; mais, parmi les auteurs classiques, mentionnons F. Hoffmann, qui a écrit un traité, *de Motu optima corporis medicina,* dans lequel on peut lire au début : «Motus..... cujus vis tanta est..... ut «optionis ac pretiosissimis medicinis, longe multumque præferenda sit.» Et aussi M. Charles Londe, *Traité de gymnastique médicale,* ouvrage plutôt historique que pratique. M. Rothstein, directeur de l'Institut royal de gymnastique militaire à Berlin, a publié un grand et splendide ouvrage (1847-50), qui est probablement ce qu'il y a de plus complet sur la matière, tant au point de vue philosophique qu'au point de vue pratique.

on oppose à l'extrémité du bras une résistance intelligente, on pourra diriger à sa guise le mouvement de flexion.

Ainsi deux genres de mouvements contractiles : 1° mouvements libres, 2° mouvements dirigés ou doubles.

Au point de vue thérapeutique, occupons-nous exclusivement de ces derniers.

35. Les effets de ce genre de mouvements ont été, à notre avis, exactement déterminés par M. Neumann, de Berlin (1). Ce savant médecin distingue une *contraction concentrique* et une *contraction excentrique;* la première est caractérisée par le rapprochement des insertions musculaires; c'est la contraction physiologique; la seconde, *toute artificielle,* est caractérisée par l'éloignement de ces insertions; on la produit toutes les fois que l'on parvient à vaincre graduellement la résistance d'un muscle, de telle sorte que le muscle reste en état de contraction jusqu'à l'extrémité du mouvement; d'ailleurs, dans un mouvement élémentaire, quel qu'il soit, on retrouve le double *état* concentrique et excentrique du muscle, puisque, quand les fléchisseurs sont *contractés,* les extenseurs doivent être mécaniquement *étendus.*

De cette différence dans l'état des tissus, résultent des différences dans le cours du sang et dans tous les phénomènes qui en dépendent. Or M. Neumann explique ces effets dans les termes suivants :

« Si, à l'avant-bras, le biceps et le brachial antérieur se con-

---

(1) M. Neumann dirige à Berlin un établissement où la plupart des maladies chroniques ont été traitées et guéries par l'application scientifique des mouvements. Nous avons été assez heureux pour profiter des enseignements de sa clinique, et nous saisissons cette occasion pour remercier publiquement M. Neumann. On trouvera d'ailleurs, dans un grand nombre d'ouvrages de ce médecin, le développement du système suédois, connu sous le nom de *kinésithérapie.* Nous citerons *la Gymnastique curative,* Berlin, 1853, et *Thérapeutique des maladies chroniques par la gymnastique curative,* 1858.

tractent, les membranes tendineuses ainsi que les veines, les lymphatiques et les nerfs placés à la partie antérieure du bras et de l'avant-bras, particulièrement dans le voisinage du pli du bras, se trouvent *plissés*, tandis qu'au contraire tous les tissus tendineux qui sont placés à la partie postérieure du bras se trouvent considérablement tendus. D'après les lois physiques, il faut regarder les parties molles qui recouvrent un membre, comme un sac élastique qui est maintenu, tendu par les os qu'il renferme, et qui, plissé d'un côté par une contraction musculaire, se trouve tendu du côté opposé......

« Or, durant la contraction musculaire, les capillaires et les lymphatiques ressemblent à de petites outres élastiques remplies et gorgées de fluides qui les gonflent; aussitôt que la pression qui retenait ces fluides cesse, ceux-ci se précipitent avec une force et une vitesse redoublées, leurs parois élastiques revenant à leur état normal de tension ; de là accroissement de l'endosmose vers les veines.... Ce résultat est identique avec l'augmentation de la résorption.

« L'extension du tissu tendineux amènera nécessairement l'allongement des parois des vaisseaux lymphatiques et sanguins ; leurs courbures se redresseront, et la circulation du sang aura lieu d'une manière très-régulière ; il se produira aussi, en raison de la diminution de calibre, un courant plus rapide de sang artériel, et un prolongement de la portion artérielle des capillaires : or c'est dans ces conditions que l'organisme est le mieux placé pour réaliser le travail de régénération du muscle et des tissus voisins. »

Quoi qu'il en soit de ces explications, il y a un fait certain : c'est que la contraction physiologique augmente la fonction veineuse dans toute la région contractée (1). Á la suite de chaque contraction

---

(1) On sait que, dans la saignée, c'est par des mouvements de la main et de l'avant-bras que l'on augmente l'écoulement du sang. Or ce qui se passe pendant

il y aurait une véritable *perte de substance*, si la contraction d'un muscle n'était suivie de son extension par suite de la contraction de l'antagoniste. Or, puisque c'est à la contraction qu'est due l'augmentation de l'absorption, il faut bien que ce soit à l'extension consécutive qu'est dû l'abord proportionnel et même l'augmentation du sang artériel, puisque rien n'est mieux prouvé que le développement d'un muscle par l'exercice.

En résumé, selon que l'on mette artificiellement un muscle en état de contraction concentrique ou de contraction excentrique, on augmente la quantité relative de sang absorbé, et par suite on provoque l'hypotrophie ou on augmente la quantité relative de sang envoyé, et l'on obtient l'augmentation des phénomènes de formations histologiques.

Nous examinerons plus loin de quelles applications les mouvements contractiles sont susceptibles.

36. *Les mouvements de locomotion non contractiles involontaires* (*passifs*) *ou communiqués.* Les mouvements communiqués à un sujet, à l'état passif, comprennent les attitudes et les positions passives. C'est dire que nous devons nous borner à énumérer quelques principes relatifs à leurs applications et à leurs effets.

On peut imprimer à un membre tous les mouvements dont ses articulations sont capables ; la seule méthode scientifique, sinon pratique, qui doive être employée en thérapeutique, c'est le mouvement communiqué par l'action intelligente du médecin et non par l'intermédiaire aveugle d'un mécanisme. Les mouvements communiqués comprennent : 1° les attitudes et les positions auxquelles se

l'ouverture de la veine se passe aussi en l'absence de toute ouverture. Si, au lieu de faire faire des mouvements de flexion à la main, on la porte au plus haut degré d'extension, l'écoulement du sang s'arrêtera, et l'absorption s'effectuera dans les muscles extenseurs avec une rapidité proportionnelle.

rattachent un nombre considérable de travaux (1), 2° les mouvements communiqués proprement dits.

37. Les effets des mouvements communiqués peuvent être étudiés : 1° sur les parties molles; 2° sur les articulations; ils peuvent se résumer de la façon suivante : augmentation de l'absorption locale, résorption des dépôts et engorgements de quelque nature qu'ils soient, pourvu que l'altération anatomique ne soit pas trop profonde; rétablissement de la mobilité, polissage des surfaces articulaires.

Les mouvements communiqués sont applicables dans toutes les affections chroniques du système locomoteur et plus particulièrement dans les déviations, les difformités, les pieds bots, les contractures, les paralysies, et, suivant M. Bonnet, dans les arthropathies, suites de l'immobilité des jointures ; arthropathies consécutives aux entorses; difficultés des mouvements consécutifs à d'anciennes

---

(1) Citer MM. Piorry, Nélaton, Isidore Bourdon et Gerdy, c'est dire combien la question a été jugée importante; mais, les préceptes que ces travaux ont fournis étant entrés dans la pratique, nous nous dispenserons de les rappeler. Citons l'excellente thèse de M. Gros-Gurin, *Sur l'influence de la position dans les maladies non chirurgicales ;* Paris, 1857.

Dans une de ses leçons cliniques de l'année 1856, M. le professeur Piorry a dit : «La position à donner au malade est l'un des soins les plus importants à prendre. La digestion est-elle languissante, faites coucher le malade sur le côté droit, et faites faire sur l'abdomen des frictions de gauche à droite. Y a-t-il des gaz dans l'estomac, qui, par leur présence, simulent une attaque d'asthme après le repas, faites asseoir le malade la tête penchée en avant, comprimez méthodiquement, des gaz sortiront en abondance, et le malade sera guéri. Un homme ne va pas à la selle, il a des coliques : en couchant cet homme sur le côté gauche et en faisant des frictions sur le côlon descendant, on fait opérer la défécation, et les accidents se dissipent. Un homme assis sur une chaise a des hémorrhoïdes : faites-le se coucher sur le ventre, comprimez régulièrement les hémorrhoïdes ; elles rentreront, et le lendemain il n'y aura plus rien.»

C'est là, à notre avis, la véritable thérapeutique fonctionnelle.

luxations réduites ; inflammations chroniques dites rhumatismales ; tumeurs fongueuses des jointures, suites ordinaires d'affections scrofuleuses ; ankyloses.

Mais jamais, à notre avis, les mouvements communiqués ne doivent constituer tout le traitement ; ils doivent être accompagnés d'autres exercices fonctionnels des différents organes, plus particulièrement de la respiration, de la circulation et de l'absorption.

38. *Appareils et fonctions cérébrales.* Pour terminer l'énumération des exercices fonctionnels, il nous reste à citer les fonctions de l'intelligence, qui, selon l'expression figurée de Cabanis, est « sécrétée par le cerveau » (1). Mais la science est peu avancée sur la théorie des fonctions de l'entendement et sur le mode organique de production des maladies mentales ; tout ce que nous avons à en dire se réduit à des analogies ; on sait cependant que l'intelligence n'échappe pas à cette loi de toute substance organisée qui veut qu'un organe se développe en raison de son activité ; aussi l'exercice exclusif de quelques-unes des facultés de l'esprit les fait grandir au détriment des autres ; ainsi de la mémoire, du raisonnement, de l'imagination, de la volonté, etc. etc. On pourra sans doute un jour appliquer ces données au traitement de l'idiotie, de la manie et même de la démence. Mais, puisque nous nous sommes avancé jusque-là, que l'on nous permette une sorte de digression sur l'état actuel de l'exercice des fonctions cérébrales.

39. Les vraies causes de l'état d'imperfection de la psychologie viennent de ce que son étude n'a pas été faite par des physiologistes et que son enseignement n'est pas confié au médecin. Les fonctions du cerveau font partie de la médecine au même titre que celles de l'un quelconque des viscères de l'économie. L'exercice de ces fonctions est du ressort de la science médicale, de même que celui des

---

(1) *Rapports du physique et du moral,* p. 123.

fonctions de locomotion (gymnastique, cinésiologie). L'enseignement, ou si l'on veut l'exercice méthodique du cerveau, doit donc
être une partie de la fonction sociale du médecin; or l'étude des
phénomènes biologiques nous fournit de précieux renseignements
sur l'ordre d'évolution de l'être organisé et sur la subordination de
la fonction suprême , l'intelligence, à toutes les lois générales.
Aussi l'exercice méthodique des fonctions intellectuelles doit être
une imitation de l'évolution naturelle, et non un système artificiel
imposé au cerveau. En d'autres termes, l'éducation, l'initiation à la
science doit suivre la marche de la série scientifique : l'étude des
faits les plus généraux doit précéder celle des faits spéciaux, c'est-
à-dire que la physique, la chimie, la botanique, la zoologie, doivent
être étudiées avant la grammaire, avant les langues, avant la mo-
rale, avant les mathématiques, sciences abstraites qui occupent le
sommet des manifestations biologiques; or, l'ordre actuellement
suivi pour l'éducation est précisément inverse de celui qu'indique la
science. Quand l'étude des fonctions cérébrales et de leur exercice
sera aux mains des physiologistes, on assistera aux mouvements
originels du cerveau, de même qu'on assiste au développement de
l'embryon, et la science en retirera sans doute le plus grand profit.

CHAPITRE IV.

Modifications thérapiques de la nutrition.

> *Si desint vires, tamem laudanda voluntas.*

40. Nous venons d'examiner les effets de l'exercice artificiel de
la plupart des fonctions; nous avons cherché à établir que l'étude
de ces effets constituait le fond même de la thérapeutique rationnelle; que les organes se modifiaient en bien ou en mal par leur
fonctionnement normal ou anormal, spontané ou provoqué, et que
c'était dans les actions et les réactions mutuelles des fonctions qu'il
fallait chercher le secret de la maladie et de la santé, abstraction
faite des milieux.

Si maintenant nous jetons un coup d'œil sur la série des fonctions,
nous trouvons comme origine commune de tous les faits de l'existence humaine une propriété fondamentale, élimentaire, de la matière organisée : LA NUTRITION.

La nutrition ne suppose à l'origine aucune fonction biologique ;
elle ne repose que sur des propriétés d'ordre physique (endosmose
et exosmose) et d'ordre chimique (combinaisons et décomposi-
tions) (1).

Mais de ce que la nutrition est la propriété la plus générale des
corps organisés, et de ce que toutes les autres fonctions lui sont sub-

---

(1) Voyez l'excellent article *Nutrition,* dans le dictionnaire de MM. Littré et
Ch. Robin.

ordonnées, il ne faudrait pas conclenr qu'elle échappe aux modifications artificielles ; tout au contraire, en vertu même de sa généralité, il n'est pas un des actes de l'économie qui ne l'influence plus ou moins directement. La réalisation artificielle des modifications de la nutrition est donc l'un des problèmes les plus importants de la thérapeutique fonctionnelle. Or la nutrition peut se modifier par excès ou par diminution ; en d'autres termes, le mouvement de *formation organique* peut l'emporter sur celui de *décomposition,* et offrir en pathologie l'état d'hypertrophie ou d'hypotrophie, et en thérapeutique l'indication d'*hypertrophier* ou d'*hypotrophier* les organes. Étudions donc ces deux modifications.

41. *De l'hypertrophie artificielle.* Le sang est la source des éléments de formations organiques. «Aussi 'l'activité du mouvement nutritif est en rapport avec la quantité de vaisseaux que recouvrent les organes, c'est-à-dire, en d'autres termes, avec la quantité de sang qui les parcourt» (1).

« Le conflit entre la substance et le sang, dit Müller, l'affinité organique entre l'une et l'autre, qui est de fait dans la nutrition, augmente avec l'accumulation du sang dans les vaisseaux dilatés des organes » (2).

Tous les moyens à l'aide desquels on augmente physiologiquement l'afflux du sang artériel dans les organes sont donc les premiers et probablement les plus importants agents de l'hypertrophie (3).

Or ces moyens sont excessivement nombreux ; et, comme tous les

---

(1) J. Béclard, *Physiologie,* p. 534.

(2) *Physiologie,* t. I, p. 176.

(3) Nous entendons l'*hypertrophie* nou pas quant à un idéal normal, mais relativement à un état antérieur ; nous supposons d'ailleurs toutes choses égales, c'est-à-dire un même type de fonctions normales.

agents de la matière médicale, on pourrait les classer sous les chefs suivants :

1° Agents physiques (calorique en plus ou en moins, électricité, lumière, pression atmosphérique), etc. ;

2° Agents chimiques (quinquina ? rubéfiants ? irritants ?), etc. etc. ;

3° Agents physiologiques (mouvements fonctionnels spontanés et communiqués).

Mais les agents physico-chimiques sont éminemment empiriques : leur action, trop complexe pour être actuellement réduite à des éléments, ne peut guère être *scientifiquement* utilisée ; elle ne s'isole pas sur une fonction ou sur un acte de cette fonction, et, bien qu'ils soient d'une grande ressource en médecine, nous devons avouer que leur application ne paraît pas soumise à des lois bien précises (1).

Les agents physiologiques au contraire, les fonctions étant connues, s'appliquent en toute connaissance à leurs effets ; c'est ce qu'un examen rapide démontrera.

41. Les transformations organiques progressives peuvent être activées : 1° par les alternatives de contraction et de relâchement, de resserrement et de dilatation des tissus contractiles ; 2° par l'excitation physiologique (friction, pression, flagellation des nerfs du système sympathique).

1° Les alternatives régulières de mouvement et de repos sont la condition de toute nutrition parfaite. Par la contraction cellulaire, on augmente l'absorption, on facilite la désassimilation ; aussi un muscle qui reste longtemps dans l'état isolé de contraction diminue rapidement de volume ; par l'extension ou la dilatation cellu-

---

(1) « Il n'est pas possible au médecin, dit Müller, de guérir chimiquement la maladie complexe d'un organe ; on peut seulement, au moyen d'une légère métamorphose chimique, donner une impulsion telle, que la nature rétablisse elle-même la composition naturelle, par l'inépuisable source de la reproduction continuelle » (*Physiologie*, t. I, p. 53).

laire, on augmente d'abord des fluides, et par suite on facilite l'assimilation qui résulte du conflit entre la substance et le sang.

Les successions régulières de contractions et de dilatations correspondent donc «au double mouvement continu de combinaison et de décombinaison» qui est le caractère de la nutrition.

Là se trouve l'explication de cette loi indiquée par M. le professeur Cruveilhier dans les termes suivants : « L'exercice répété, exagéré, d'un muscle augmente très-rapidement sa masse, son volume et son énergie de contraction, et développe proportionnellement son système vasculaire » (1).

Or nous pouvons provoquer l'exercice soit de l'ensemble, soit de certaines portions de l'organisme, 1° par des mouvements volontaires, lents, réguliers, gradués, proportionnés à l'état du malade, et accompagnés d'une bonne alimentation et de l'exercice de la respiration ; 2° par des mouvements dirigés par d'intelligentes résistances, qui font porter sur certaines régions exclusivement l'action nutritive (2).

2° M. Cl. Bernard a démontré que deux ordres de nerfs agissent sur la nutrition ; les uns maintiennent la coloration noire du sang veineux, ce sont les nerfs du système sympathique ; les autres déterminent la coloration rouge, ce sont les nerfs cérébro-spinaux.

Excitez l'action du grand sympathique, et vous favoriserez la nutrition dans son double mouvement ; excitez les nerfs cérébro-spinaux, et vous ralentirez les transformations organiques. C'est au moins là le sens que nous attachons à la pensée qu'exprime l'illustre physiologiste dans les termes suivants : « Quand le nerf sympathique constricteur des vaisseaux agit, le contact entre le sang et les éléments de la glande se trouve prolongé, les phénomènes

______

(1) *Anat. path.*, t. III, p. 21.

(2) Ce sont les mouvements doubles, que M. le Dr Neumann a si bien étudiés et décrits.

chimiques qui résultent de l'échange organique qui se passe entre le sang et les tissus ont eu le temps de s'opérer, et le sang veineux coule très-noir. Quant au contraire le nerf tympanico-lingual qui dilate ces vaisseaux vient à agir, le passage du sang dans la glande est rendu très-rapide, les modifications de veinosité qui se passent au contact du sang et des vaisseaux s'accomplissent autrement, et le sang sort de la veine avec une couleur très-rutilante et conservant l'aspect du sang artériel » (1).

Tel est, à notre sens, le secret de l'action réellement *hyper-trophique* des excitations physiologiques, la friction, la flagellation, les claquements, etc. etc., qui stimulent à un si haut degré les fonctions de la peau.

On peut donc exciter artificiellement la nutrition et produire l'hypertrophie générale ou locale.

42. Les cas dans lesquels il convient de produire une hypertro-phie générale (relativement à un état actuel d'hypertrophie) sont in-diqués par tous les auteurs.

Les convalescences régulières, le rachitisme, les scrofules, l'hy-pémie (anémie), la chlorose, etc., sont de ce nombre.

Les moyens à employer sont une bonne alimentation, l'exercice de la respiration et des actes locomoteurs, par des mouvements libres, tels que nous les avons décrits, et la sédation du système cérébro-spinal, qui, surexcité par le milieu social, devient si souvent une cause d'amaigrissement.

Mais il est rare que les sujets malades présentent à ce point un état de développement normal, qu'il ne faille point *répartir* la nu-trition, selon l'inégalité actuelle des développements d'organes. Presque toujours le cœur, le foie, la rate, les poumons, les os et les muscles ou certains muscles et certains os, offrent une hypertrophie

---

(1) Académie des sciences, 9 août 1858.

ou une hypotrophie qui fournissent des indications spéciales. Nous prendrons pour exemple l'*hypertrophie du cœur*.

43. «Si l'on se rappelle, dit M. le professeur Cruveilhier, combien est grande la quantité de sang qui pénètre les muscles de la vie de relation ; combien la circulation qui a lieu à travers les muscles agissants est plus considérable que celle qui a lieu à travers les muscles à l'état de repos ; si l'on rapproche de ces faits, d'une part, cette loi de l'économie, en vertu de laquelle la fluxion sanguine ne peut être portée au même degré dans deux points à la fois ; d'une autre part, cette autre loi par laquelle l'exercice répété, exagéré, d'un muscle augmente très-rapidement sa masse, son volume et son énergie de contraction et développe proportionnellement son système vasculaire ; on comprendra facilement quelle dérivation puissante doit opérer sur la circulation et sur la nutrition du cœur 'exercice simultané de presque tous les muscles de l'économie» (1). De cette simple étude des actions fonctionnelles, découle une thérapie positive des hypertrophies du cœur, c'est-à-dire d'une maladie contre laquelle la médecine physico-chimique est absolument impuissante.

Mais on se tromperait gravement si l'on pensait que nous préconisons l'exercice libre des muscles. Ici, plus que jamais, il faut diriger les mouvements en faisant avec la main des efforts ou des résistances graduées qui permettent de distendre lentement les tissus et de régulariser la circulation sans permettre l'abord trop fréquent, trop abondant du sang dans les poumons ; ceux-ci, engorgés, refusent en partie le sang qui vient du cœur et de la dilatation mécanique et des violents efforts de cet organe pour vaincre la résistance : on irait ainsi à l'encontre du but que l'on se propose. Aussi les mouvements respiratoires, accompagnés de torsions, de

---

(1) *Anat. path.*, t. III, p. 21.

flexion, d'extensions, etc., des membres, avec résistance du sujet, sont la base de la thérapeutique fonctionnelle des maladies du cœur; on peut y joindre des frictions générales, et une sorte de pression intermittente sur la région du cœur (vibration), qui peut agir à la façon de la compression par hypotrophie.

44. Nous ne pouvons entrer dans les détails des cas pathologiques qui fournissent l'indication de l'hypertrophie partielle; bornons-nous à citer les atrophies musculaires dépendantes ou non d'une lésion cérébrale ou d'une maladie articulaire *guéries;* les hémiplégies consécutives aux lésions cérébrales ne guérissent complétement que si l'on stimule la nutrition dans les membres qui restent atrophiés faute d'exercice; il en est de même pour les membres fracturés ou les articulations, maladies articulaires qui ont exigé un repos prolongé; mais il est évident qu'il faut avant tout faire résorber les dépôts fibrineux ou calcaires dont la présence s'oppose aux phénomènes de la régénération des tissus. Les difformités articulaires, que l'on ne peut rattacher ni au rhumatisme, ni à la goutte, ni à l'inflammation, etc., et les difformités congénitales guérissent par l'emploi des mouvements combinés qui peuvent développer les puissances musculaires; les déviations rachidiennes et le pied bot sont le plus souvent de ce nombre. Mais la ténotomie et l'emploi des machines nous paraissent des erreurs graves dans le traitement de ces affections. S'il est démontré que l'on peut provoquer un surcroît de nutrition dans certains muscles, et ceci est de toute évidence physiologique, pourquoi couper les tendons des muscles contracturés? L'indication n'est-elle pas de fortifier les antagonistes tout en allongeant graduellement les tissus raccourcis ? Quant à l'emploi des appareils dits orthopédiques, rien au monde de plus vicieux, de plus antiphysiologique; en exerçant des tractions prolongées, toutes mécaniques, sur les tissus, on leur enlève tout ressort, toute nutrition. Ce n'est en effet que par l'alternative d'action et de repos que l'on provoque la nutrition d'un organe.

Les appareils des mouvements si ingénieux de M. Bonnet, dont la mort prématurée est un deuil pour la science, ne rentrent pas dans l'étude des actes nutritifs provoqués; leur seul but, souvent utile, est de rendre la mobilité aux jointures par le polissage des surfaces.

Bornons à cet aperçu général ce que nous avons à dire des maladies articulaires; peut-être aurons-nous un jour l'occasion de revenir sur cette importante partie de la thérapeutique.

45. *De l'hypotrophie artificielle.* « Ce serait une belle page dans l'histoire de l'atrophie, dit M. Cruveilhier, que celle de l'atrophie considérée comme moyen thérapeutique » (1). L'immense majorité des maladies offre en effet des troubles de nutrition dont l'action primitive ou consécutive est soit l'hypertrophie des tissus organiques normaux, soit une production de tissus étrangers non aux éléments anatomiques, mais à l'organe où ils se sont produits. Or nous croyons que l'on peut exciter la résorption de ces éléments et réaliser l'hypotrophie générale ou locale plus aisément encore que l'hyperthrophie.

La pathologie ne nous offre que trop d'exemples d'hypotrophies générales ou locales pour que l'on n'ait pas étudié avec précision les influences sous lesquelles se produit cette diminution de l'un des deux mouvements nutritifs.

La diète alimentaire, l'immobilité, la diminution de la quantité de sang artériel, l'hématose imparfaite, l'excitation trop vive et trop fréquente des nerfs cérébro-spinaux (Claude Bernard), la compres-

____

(1) *Anat. path.*, t. III, p. 110. Nous employons le terme *hypotrophie,* parce que nous croyons que la clarté des termes est la première condition de toute science. M. Cruveilhier lui-même convient que l'on ne devrait considérer le mot *atrophie* que comme le dernier terme de l'hypertrophie. Que signifie donc alors l'expression *atrophie progressive ?*

sion, etc. etc., telles sont les principales causes de l'hypotrophie pathologique.

Mais assurément tous ces actes sont facilement reproductibles, et on peut les appliquer, eux et bien d'autres, à l'hypotrophie artificielle, locale ou générale.

Omettons donc les agents physico-chimiques, et disons quelques mots de la production artificielle de l'hypotrophie par l'agent physiologique, le mouvement.

46. Il y a rarement indication de produire l'hypotrophie générale; sauf quelques cas d'hyperémie générale, avec tendance aux hémorrhagies, nous ne connaissons pas d'affection qui réclame cette modification fonctionnelle; l'obésité, que M. Piorry désigne plus clairement sous le nom de *polyliposie*, est une hypertrophie spéciale d'un tissu élémentaire. L'hypotrophie locale est indiquée :

1° Dans les difformités qui dépendent d'un défaut d'équilibre entre les muscles antagonistes; et l'on peut atteindre l'indication par l'exercice méthodique des muscles affaiblis; par le repos, et l'état de relâchement permanent des muscles hypertrophiés; des frictions *centripètes*, qui activent l'absorption veineuse, sont aussi fort utiles (1).

2° Dans les affections articulaires, où il y a épanchement et dépôt d'un produit de sécrétion qui normalement ne doit pas se trouver dans l'articulation, ou qui s'y trouve en excès. L'hydarthrose, le rhumatisme, la goutte, les tumeurs blanches, sont dans ce cas. Or, bien que la présence de la sérosité, de la fibrine, des urates, de la lymphe ou d'autres produits, ne constituent pas, à proprement parler, une hypertrophie, il y a souvent hypertrophie dans ces cas, et l'on peut, sans trop forcer le sens des mots, appeler hypotrophie l'acte par lequel les produits sont résorbés; or on parvient aisément

---

(1) «La résolution dans les phlegmasies n'est en définitive que l'absorption interstitielle dans un organe en particulier» (Trousseau et Pidoux, t. I, p. 499)

à ce résultat par la compression méthodique (1), continue ou intermittente, qui, selon ses différentes formes, prend le nom de *compression*, de *massage*, de *pétrissement*, etc. etc. Il est bien entendu
qu'il faut placer l'organisme dans les meilleures conditions pour
favoriser l'absorption ; on accroît singulièrement les effets de la
compression locale par des frictions, selon le cours du sang veineux et sur le trajet des grosses veines jusqu'au centre circulatoire ;
par une respiration méthodique, qui appelle le sang aux poumons et
favorise la combustion des produits oxydables, et par les mouve-
vents imprimés à l'articulation.

3° Dans les hypertrophies organiques du cœur, et nous en avons
parlé, du foie, de la rate, des reins, etc. ; les mêmes moyens, pour
autant qu'ils seront applicables, obtiendront les mêmes résultats.

4° Dans les hypertrophies de tissus qui constituent les tumeurs
homologues, l'exostose, les lipomes, les kystes, les névromes, l'en-
chondrome, etc.

5° Et peut-être au début des transformations hétérologues, des
cancers, en empêchant la fonction nutritive viciée par une altération
organique, inconnue.

47. Telles sont les modifications que l'on peut artificiellement
produire, et qui sont indiquées dans les affections que nous avons
citées. La nutrition est la propriété fondamentale des corps organisés ; la suivre dans ses manifestations normales, c'est apprendre à
la modifier dans ses troubles organiques qui constituent les maladies ; c'est pouvoir s'opposer au premier acte morbide de l'organisme. Il n'est pas une maladie aiguë qui ne présente accessoirement

---

(1) «La compression qui porte directement sur les organes eux-mêmes agit
sur le système capillaire artériel, et par conséquent exerce sur la circulation et
sur la nutrition de ces organes une influence plus directe et plus sûre que si elle
agissait sur les gros troncs artériels, en dehors de l'organe» (Cruveilhier, t. III,
p. 109).

l'indication d'une modification nutritive. Le plus grand nombre des maladies chroniques offre la même indication à titre principal. Le mal une fois établi, c'est en modifiant la nutrition que l'on imite la guérison naturelle. Il s'en faut, nous le reconnaissons, que l'on puisse toujours agir sciemment; que ne reste-t-il pas à faire à la physiologie pathologique et thérapeutique? Mais, à notre avis, l'avenir est là.

Si l'on trouvait que, dans le cours de ce travail, nous avons trop insisté sur l'agent vital par excellence, le mouvement fonctionnel physiologiquement provoqué, nous nous rappellerions qu'un principe vrai étant posé, il doit être fécond dans toutes ses déductions, et que *la puissance des modificateurs est en raison de la spécialité de l'être;* qu'ainsi les agents physiques, les agents chimiques et les agents phytiques, ont une spécialité croissante d'action; qu'en résumé, la médecine est dans une voie fausse lorsqu'elle cherche exclusivement dans la pharmacie les remèdes aux maux: «vérité trop méconnue ou trop dédaignée des médecins, qui croiraient n'avoir pas bien guéri et se trouveraient indignes de leur titre, s'ils avaient guéri sans le secours de la pharmacie; vérité méprisée aussi par les malades, qui ne font aucun cas de leur médecin, quand il a assez de conscience pour ne pas les bourrer de drogues» (Trousseau et Pidoux, *Thérap.*, t. 1, p. 97). *Ego medicus sum,* a dit Sydenham, *non autem formularum prescriptor.*

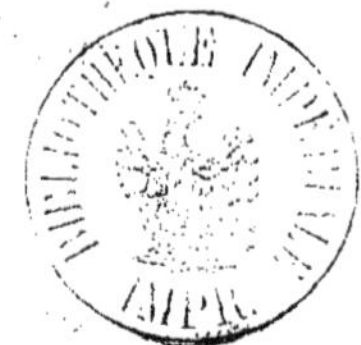

www.ingramcontent.com/pod-product-compliance
Ingram Content Group UK Ltd.
Pitfield, Milton Keynes, MK11 3LW, UK
UKHW022148070726
13613UKWH00003B/1439

9 782019 942175